Tuberculosis Pulmonar

Importancia Mundial

Jose L. Garcia, MD

Wade H. Melvin. AAFP Diplomat

Naomi F Melvin, PhD

CONTENIDO

A MANERA DE INTRODUCCION:

Escribir sobre Tuberculosis es ya, de por sí solo, un tema sumamente complejo. Intentar abordar las particularidades de esta enfermedad en las edades pediátricas aumenta las dificultades; sobre todo si quién lo aborda (como quizás le sucedió a muchos de los profesionales contemporáneos con mi generación y a otros aún más jóvenes) nos formamos como médicos y realizamos la residencia en pediatría estudiando la enfermedad desde los textos, sin la oportunidad de una práctica continua, pues la misma se encontraba prácticamente erradicada de nuestro entorno.

En la actualidad se reconoce que es la tuberculosis la enfermedad que más daño ha causado a la especie humana a lo largo de toda su historia. Quizás por ello, es también la enfermedad de la cual más se ha escrito a lo largo de toda la historia de la medicina, desde los libros más clásicos hasta los más modernos. Hipócrates, el autor del famoso "Corpus Hipocraticum", escribió en el año 460 antes de Cristo: *"La Tisis es la enfermedad más extendida y fatal de todos los tiempos".* Parece como si lo hubiese escrito ayer... Aún así, lo más preocupante no es este hecho como tal. Definitivamente en aquella época el desconocimiento de esta enfermedad era casi absoluto, hasta incluso se pensaba que era una enfermedad hereditaria. Lo auténticamente preocupante es observar que, casi 2.500 años después, la Organización Mundial de la Salud (OMS), al declarar a la tuberculosis como una Emergencia Mundial, decía una frase muy parecida a la que dijo Hipócrates, al pronunciar que: *"En la actualidad viven más personas con tuberculosis en el mundo de los que hayan existido jamás a lo largo de la historia de la humanidad".* Pero lo más triste es aceptar esta frase en pleno Siglo XXI, cuando hace más de 40 años que la tuberculosis se puede curar, y cuando hace más de 30 años que se conocen todos los principios para poder controlarla en la comunidad.

No cabe duda de que somos protagonistas excepcionales de una batalla milenaria entre dos especies: Mycobacterium tuberculosis por un lado (el mayor asesino considerado como patógeno único), y el Homo sapiens por el otro (la especie "dominante" del planeta Tierra). Una batalla milenaria entre dos contendientes que ha dado tiempo suficiente para que cada uno de ellos haya desarrollado mecanismos de adaptación para enfrentarse a las principales armas del contrario.

Sin embargo, a pesar de que la especie humana tiene los conocimientos necesarios para vencer en esta batalla (detección y curación de casos, quimioprofilaxis, vacunación BCG, etc.), importantes condicionantes, sobre todo sociales, están favoreciendo la guerra del lado del bacilo. A esto se añade que el M. tuberculosis ha recibido en los últimos años un apoyo extra de un aliado también muy poderoso: el Virus de la Inmunodeficiencia Humana (VIH). La coinfección SIDA-Tuberculosis ha mostrado una letalidad tal que amenaza hoy con hacer desaparecer la población de continentes enteros.

Nunca antes se había visto tal simbiosis entre dos especies patógenas. El VIH ataca por excelencia las células que el organismo humano destina como primera línea defensiva en el combate contra el bacilo tuberculoso; el que, por su parte, aprovecha este refuerzo para burlar las barreras inmunológicas, diseminarse por el organismo, y provocar la muerte del enfermo. Si a esto se une la excesiva confianza y la falta de prioridad que por momentos se le ha dado a los programas de lucha antituberculosa, lo más probable es que tardemos aún varios siglos en poder conseguir su eliminación. De esta forma, la humanidad se alejaría cada vez más de lograr su antiguo sueño de erradicar la tuberculosis.

En medio de este convulso panorama están los niños; identificados como los grandes "parias" de la tuberculosis. Estadísticas recientes demuestran que existen en el planeta actualmente unos 1900 millones de personas infestadas por el M. tuberculosis. Cada año se producen unos 8 millones de casos nuevos (incidencia), entre los que aproximadamente 1 300 mil son menores de 15 años. Entre 16 y 20 millones de personas están enfermos (prevalencia), de ellos, cada año fallecen aproximadamente 3 millones (450 mil de estas muertes se producen en edades pediátricas). Esta alarmante cifra de afectación en las edades infantiles puede que esté dada por la falta de prioridad que se le ofrece, en no pocas ocasiones, a este grupo de edades.

La mayoría de los programas para el control de la tuberculosis centran sus acciones en los casos con baciloscopia positiva, que son los que realmente perpetúan la endemia. El niño enfermo de tuberculosis, como en la mayoría de los casos es baciloscopia negativa, casi nunca es una prioridad para los programas y, con frecuencia, son excluidos del manejo de los mismos. Sin embargo, aunque su capacidad de contagio le reste importancia epidemiológica, son, probablemente, los que obtendrán mayor beneficio de un adecuado manejo clínico individualizado.

A ello se suma que, los niños menores de 5 años son; fundamentalmente, los que más claras diferencias en el comportamiento epidemiológico, en la presentación clínica y en la rentabilidad de los métodos diagnósticos para detectar la enfermedad presentan con respecto a los adultos. Esto los ha hecho convertirse en la población diana que mejor evidencia los logros o fracasos de la lucha antituberculosa.

El grave problema de salud pública mundial derivado de la tuberculosis crea la necesidad de conocer las características de la enfermedad. Si se piensa en ella, frente a un cuadro clínico-radiológico compatible con tal diagnóstico, se logra su más rápida confirmación y el inicio precoz del tratamiento. De esta manera se beneficia el enfermo y se corta la cadena de transmisión.

Esta necesidad ha unido nuevamente al otrora alumno y su eterno profesor. Tras años de bregar en el manejo de las patologías respiratorias infantiles, intentamos poner en las manos de las nuevas generaciones de profesionales de la salud, un texto que aborda los aspectos fundamentales de esta enfermedad a la luz de los conocimientos actuales que se dispone, enfocados en las particularidades de la tuberculosis en la edad pediátrica y con la expresa intención que sirva de consulta oportuna para aquellos que dentro y fuera del país se enfrentan diariamente a este flagelo que tantas vidas cobra a diario.

Los Autores

1era PARTE

Conociendo al gérmen de la Tuberculosis

- **Reseña histórica mundial**
- **El bacilo tuberculoso**
- **Epidemiología**

Si la importancia de una enfermedad para la humanidad se mide por el número de muertes que causa, la tuberculosis debe considerarse mucho más importante que las enfermedades infecciosas más temidas

Robert Koch (1882).

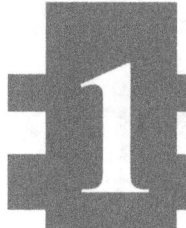

RESEÑA HISTÓRICA MUNDIAL

La tuberculosis sigue siendo en el nuevo milenio la enfermedad infecciosa humana más importante que existe en el mundo. Paradójicamente, es considerada una de las primeras enfermedades humanas de las que se tiene constancia.

Las primeras evidencias de la enfermedad en humanos se han encontrado en restos óseos del Neolítico, en un cementerio próximo a Heidelberg, supuestamente pertenecientes a un adulto joven, y datados en torno a 5000 años antes de nuestra era.

Descubrimientos más recientes han demostrado datos sugestivos de la enfermedad en momias egipcias que datan entre los 3000 y 2400 años a.C. El caso más evidente y que ofrece menos dudas es el de la momia de Nesperehân sacerdote de Amón (Faraón de la XXI Dinastía), descubierta por Grebart en 1881, que presenta una angulación característica de las últimas vértebras dorsales y primeras lumbares, provocada por la destrucción del cuerpo vertebral, así como un absceso en el músculo psoas, combinación muy sugestiva de tuberculosis. Existen notificaciones de hallazgos similares en otras momias como la de Philoc (otro sacerdote de Amón), o las halladas en el cementerio de Tebas, del primer siglo antes de nuestra era.

Parece bastante probable la hipótesis de que el mismo faraón Amenophis IV y su esposa Nefertiti murieran de esta enfermedad, e incluso se apunta a la existencia de un hospital para tuberculosos en el Egipto del año 1000 a.C., auténtico precursor de los sanatorios que se desarrollarían posteriormente en el siglo XIX.

En el papiro Ebers, importante documento médico egipcio datado en el año 1550 a.C., se detalla una consunción pulmonar asociada a adenopatías cervicales que muy bien podría ser la primera descripción del cuadro clínico de la tuberculosis pulmonar.

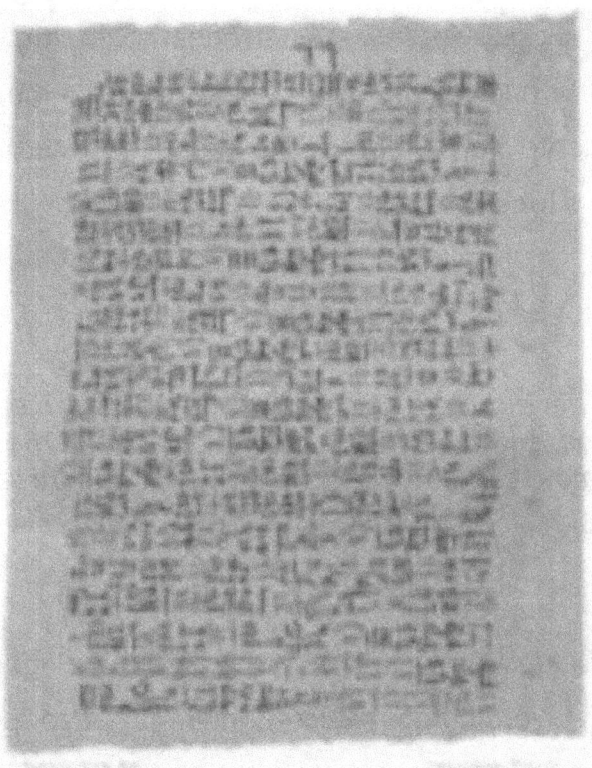

Papiro de Ebers. Describe casos que, a la luz de los conocimientos actuales, resultan sugestivos de tuberculosis.

El primer texto clásico en mencionar la enfermedad es de Heródoto. Este autor relata en el libro VII de su "Historiae" como uno de los generales de Jerjes abandona la campaña contra Grecia debido al agravamiento de su "tisis".

Hipócrates de Cos (siglo V a.C. - siglo IV a.C.), unos de los padres de la medicina moderna, describe un cuadro clínico en el libro I de su "Tratado sobre las enfermedades" que denomina tisis, caracterizado por la supuración pulmonar y su posterior ulceración.

La mayor parte de los casos a los que se atribuye esta enfermedad se corresponden con diferentes tipos de tuberculosis (pulmonar localizada, miliar...), aunque bajo esa etiqueta también incluye otras patologías de síntomas parecidos (tumores pulmonares, empiemas, abscesos de origen no tuberculoso...). Observa una relación estadística entre padres e hijos con la enfermedad, por lo que le atribuye erróneamente, un patrón hereditario. Propone una teoría etiológica sobre la base de un exceso de flema en los pulmones procedente del cerebro. Esta flema se "corrompería" y formaría tumores (abscesos tuberculosos).

Dice este autor de esta enfermedad que:

...un tísico viene de otro tísico y prende más fácilmente en ciertos temperamentos, como pituitosos, flemáticos e imberbes rubios de ojos brillantes, carnes blandas y omóplatos sobresalientes.

Hipócrates.

Curiosamente fue Aristóteles (384-322 a.C.), una figura pública pero con una menor proyección como clínico, quien propuso por primera vez la posibilidad del contagio a través de la respiración. Lucrecio (98 a.C.-55 a.C.), por su parte, en su "De la naturaleza de las cosas" propone un axioma cuya popularidad se extendería hasta el renacimiento:

"La tisis es difícil de diagnosticar y fácil de tratar en sus primeras fases, mientras que resulta fácil de diagnosticar y difícil de tratar en su etapa final"

Lucrecio

Maquiavelo repetirá estas mismas palabras casi dieciséis siglos más tarde. Décadas después Plinio el Joven redacta un tratado sobre el tratamiento de la tos y la hemoptisis, recomendando largos viajes por mar, un clima seco y buena dieta como tratamiento. También Celso se interesa por la enfermedad y describe tres formas de consunción: atrofia, caquexia y tisis.

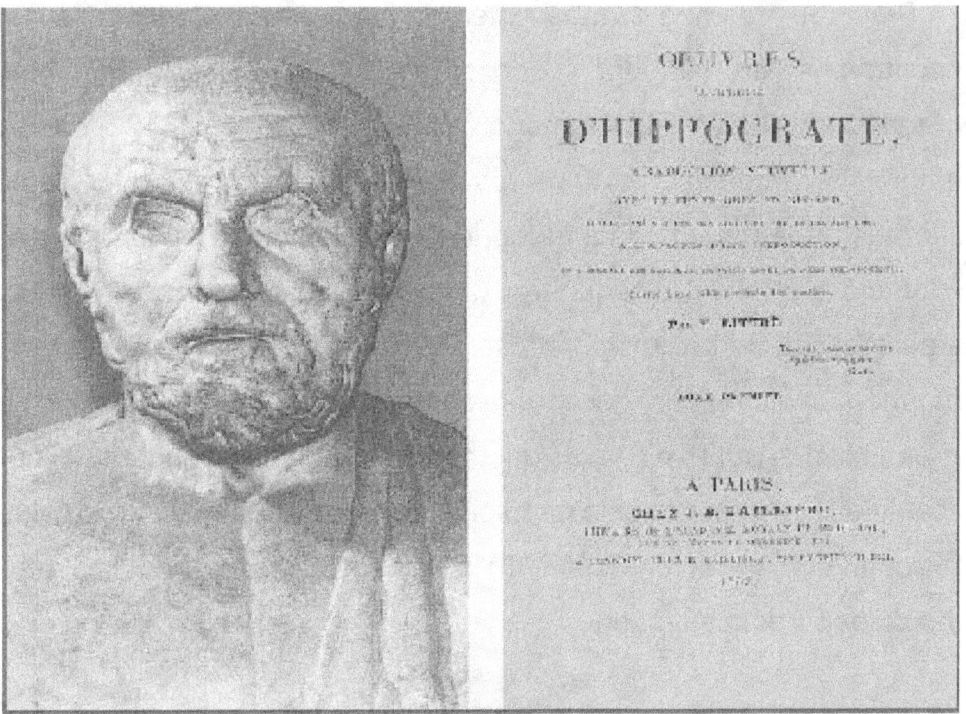

Hipócrates de Cos. En su libro "Corpus hipocraticum" traducido en el siglo XIX por Littré cataloga la tisis como la enfermedad más extendida y fatal de todos los tiempos.

Galeno de Pérgamo, el más eminente médico griego después de Hipócrates, define la tisis como:

"una ulceración de los pulmones, tórax o garganta, acompañada por tos, fiebre, y consunción del cuerpo por el pus".

Galeno

La clasifica dentro de las enfermedades transmisibles como la Peste o la Sarna, y sus propuestas terapéuticas se mantendrán durante muchos siglos: reposo, antitusígenos (opio), gárgaras de ácido tánico mezclado con miel como astringente para la hemoptisis, y dieta.

Marco Vitrubio, durante el gobierno de Augusto (61 a.C.-14 d.C.), aconseja sobre la localización más adecuada de las casas para prevenir la aparición de enfermedades y mejorar la de los enfermos de tisis.

Pero el fragmento más interesante y adelantado a su época lo encontramos en la obra: *"Sobre las causas y los síntomas de las enfermedades"* del médico romano Areteo de Capadocia (120-200 d.C.). En el primer volumen de este texto se describen con asombroso rigor los principales síntomas de la enfermedad: la febrícula vespertina, la diaforesis o exceso de sudoración, el síndrome general (astenia, anorexia, adelgazamiento) y las características de la expectoración. En otra obra suya *"De la curación de las enfermedades crónicas"* describe algunas propuestas terapéuticas similares a las enunciadas por Plinio, a las que añade la ingesta abundante de leche. A su escuela ecléctica perteneció también Rufo de Éfeso, quien en su obra el *"Artis Medicae Principies"* (capítulo VIII) describe la fase final de un enfermo de tuberculosis hasta su muerte.

Algunas referencias del Antiguo Testamento hacen mención a una enfermedad consuntiva que habría afectado al pueblo judío durante su estancia en Egipto, una zona de alta prevalencia de la enfermedad.

En América del Sur, las primeras evidencias de la enfermedad se remontan a la Cultura Paracas, entre los años 750 a.C. y 100 d.C, aunque el hallazgo más notable pertenece a la momia de un niño inca del año 900 d.C., en el que han podido aislarse muestras del bacilo.

Es impresionante observar como en todas las culturas, en todos los continentes, durante todas las épocas, existen evidencias sobre esta enfermedad.

En las civilizaciones asiáticas, las primeras referencias de esta enfermedad las encontramos en los Vedas. En el más antiguo (el Rig-Veda, 1500 a.C.) denomina a la tuberculosis como: Yaksma. En el Athawa-Veda aparece con otro nombre: Balasa, y aparece por primera vez una descripción escrita de la escrófula (variante de la tuberculosis en la que los ganglios

linfáticos cargados del Mycobacterium pueden ulcerarse, dando lugar a unas lesiones características).

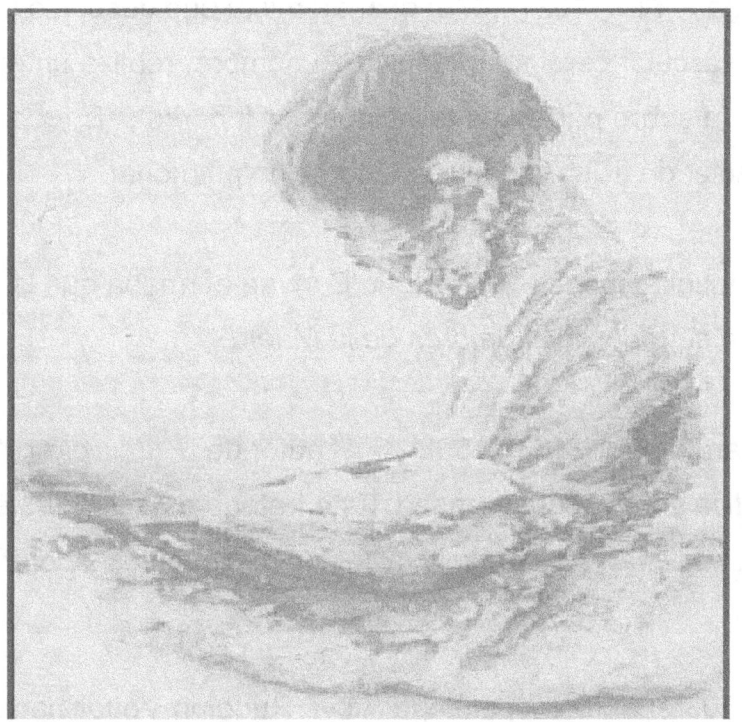

Momia de niño inca perteneciente al Museo de Ica (Perú) con evidencias de tuberculosis vertebral (Mal de Pott) y vísceral, en la que se pudieron aislar bacilos ácido-alcohol resistente

Durante la Edad Media no se produjo ningún avance en el conocimiento de la tuberculosis. La medicina árabe (Rhazes, Avicena) seguía considerándola una enfermedad generalizada, contagiosa y de difícil tratamiento. Al médico hispano Maimónides se le atribuye la primera descripción de esta enfermedad en animales.

Durante los Siglos XVII y XVIII se produce una revolución en los conocimientos sobre la enfermedad. Hay que destacar en este período la figura del anatomista Franciscus Sylvius (Silvio) (1614-1672), quien comenzó a encontrar asociaciones entre las diferentes formas de tuberculosis (pulmonar, ganglionar). Es el primero en describir el tubérculo con su proceso

de reblandecimiento y afirma que: *"la tisis es la escrófula del pulmón"*.

Thomas Willis (1621-1675) el anatomista que describió por primera vez el polígono vascular cerebral que lleva su nombre, realiza un exhaustivo trabajo de autopsia sobre pacientes fallecidos por tuberculosis y concluye que no se puede hablar de tisis si no existe ulceración pulmonar.

Por aquella época (1689), John Bunyan afirmaba que la tuberculosis era *"el capitán de todos los hombres de la Muerte"*.

Richard Morton (1637-1698) es el autor de *"Phthisiologia"*, la primera obra monográfica sobre la enfermedad. Este tratado está dividido en tres secciones y resume de manera exhaustiva los conocimientos sobre la tisis hasta el momento.

En 1803 el anatomopatólogo Aloys Rudolph Vetter hace una relación de los tres tipos de enfermedad tuberculosa: la inflamatoria (que ulcera y forma cavernas pulmonares), la tabes pulmonis (que forma tubérculos con un tipo especial de pus similar al queso) y la tisis (que afectaría a los ganglios, equivalente a la escrófula).

Los estudios de Giovanni Battista Morgagni (1682-1771) y Pierre Joseph Desault (1675-1737) apuntan al esputo del paciente con tuberculosis pulmonar como principal agente infeccioso, teoría que caerá en el olvido hasta bastante tiempo después. Morgagni no obstante, llega a prohibir a sus alumnos la disección de cadáveres de tísicos, y convence en 1745 al Magistrado de Sanidad de Florencia de que publique un bando prohibiendo la exportación de elementos pertenecientes a tísicos, no habiendo sido sometidas a las expurgaciones.

Benjamín Marten incluso publica en 1719 una obra menor titulada: *"A*

New Theory of Consumptions more specially of a Phthisis or Consumption of the Lungs" en la que propone la novedosa; y correcta, teoría de que la causa de la tuberculosis es algún tipo de animáculo o ser vivo minúsculo capaz de sobrevivir en nuestro cuerpo.

Los planteamientos de Marten apoyan las descripciones de Antón Van Leuwenhoek, realizadas en 1695, que hablaban de seres vivos diminutos que solo podían ser vistos bajo los lentes de los recién descubiertos microscopios. Por supuesto, esta teoría fué rápidamente rechazada por considerarse absurda... Faltan aún 172 años para que Robert Koch demuestre esto inequívocamente.

Se estaba desarrollando el "empirismo racionalizado" que definió el estudio de las enfermedades y su tratamiento durante esos tiempos y que estimuló, sin lugar a dudas, la entrada en la etapa científica moderna. Mientras tanto se siguen produciendo aportes sustanciales al conocimiento de la tuberculosis.

En 1770 el británico John Fothergill describe la meningitis tuberculosa y Sir Percivall Pott, cirujano inglés, describe la lesión vertebral que lleva su nombre (Mal de Pott). Leopold Auenbrugger, médico austríaco desarrolla en 1761 la percusión como método diagnóstico, redescubierto algunos años después (1797) por Jean Nicolás (Barón de Corvisart des Marets) y médico de Napoleón, en Francia.

William Stark (1741-1770) estructura y publica la primera teoría unicista (que atribuye las diferentes formas de tuberculosis al mismo proceso patogénico, siendo cada forma un estadio evolutivo diferente) tras su estudio del crecimiento y desarrollo de los tubérculos pulmonares. Esta tesis va cobrando fuerza y recibe apoyo de otros médicos notables de la época como Mathew Baillie (1761-1823).

En 1839 Johann Lukas Schönlein, profesor de medicina en Zúrich, propone por primera vez el vocablo "tuberculosis" (por los tubérculos pulmonares asociados a la enfermedad conocida hasta entonces como tisis).

La incidencia de la tuberculosis va aumentando progresivamente durante la Edad Media y el Renacimiento llegando incluso a desplazar a la Lepra, hasta alcanzar su máxima extensión bien entrado el siglo XVIII y hasta finales del XIX, en el contexto de los desplazamientos masivos de campesinos hacia las ciudades en busca de trabajo. "La peste blanca", denominación dada a la enfermedad por Oliver Wendell Holmes, en 1861, disemina su carga de muerte y sufrimiento por toda Europa.

La Revolución Industrial, a la par de traer progreso y desarrollo, supone al mismo tiempo otros grandes problemas: hacinamiento, pobreza, jornadas de trabajo interminables, viviendas en condiciones de humedad y ventilación muy propicias a la propagación de gérmenes y una solución: es el momento del despegue definitivo de la medicina científica...

Así se entra al Siglo XIX; en el que se mitifica la enfermedad e incluso se propaga la creencia de que su padecimiento provoca "raptos" de creatividad o euforia denominados "*Spes phtisica*", más intensos a medida que la enfermedad avanza, hasta el punto de producirse una fase final de creatividad y belleza supremas justo antes de la muerte. Es la gran época del romanticismo, surgido en parte del desencanto con la nueva sociedad burguesa que no ha cumplido las promesas de la Revolución Francesa, propone un refugio interior y abandera una actitud de indiferencia hacia el mundo terrenal. El aspecto etéreo, pálido, casi fantasmal del enfermo de tuberculosis representa a la perfección esa renuncia de lo mundano. Este ideal de belleza romántica lleva a muchas mujeres del siglo XIX a seguir estrictas dietas de vinagre y agua, con el objeto de provocarse anemias hemolíticas que empalidezcan su semblante.

La "enfermedad de la languidez", como se conocería a la tuberculosis en estos años cobró entre personajes famosos de la historia y la cultura mundial un número importante de víctimas. Entre ellos podemos mencionar a: Xavier Bichat, médico, anatomista y fisiólogo francés, considerado el padre de la patología general, quién murió a causa de una meningitis tuberculosa. Federico Chopin, el genial músico polaco, considerado como uno de los más grandes compositores de música para piano, falleció en medio de una copiosa hemoptisis tuberculosa en la plaza Vendôme de Paris. De él se llegaría a decir durante su enfermedad: *"Chopin tose con una gracia infinita"*...Niccolo Paganini, compositor italiano, todo un virtuoso del violín, murió muy joven a causa de la tuberculosis. Edgar Allan Poe, Gustavo Adolfo Bécquer, Antón Chéjov, Máximo Gorky, Franz Kafka...entre muchos otros, sucumbieron por la tuberculosis.

También el dramaturgo francés Jean-Baptiste Poquelin (más conocido como: Molière); enfermo de tuberculosis, muere tras sufrir en el escenario una hemoptisis masiva, mientras representa una de sus obras: *"El enfermo imaginario"*, basada en su propia experiencia vital, en un retruécano biográfico digno de su genio. Tras su fallecimiento se extiende la superstición entre el gremio de actores de que salir a escena vestido de amarillo (como lo estaba Molière al momento de su deceso) trae mala suerte.

Hay que esperar hasta los últimos años del Siglo XIX para que se produzcan los avances científicos que comenzarán a arrojar la luz definitiva sobre el conocimiento de la enfermedad.

En 1865 Jean Antoine Villemin demuestra que puede contagiarse la enfermedad, tras inocular material purulento de humanos infectados a conejos de laboratorio, lo que obliga a la comunidad médica a plantearse el hecho de que la tuberculosis es una infección específica y que su agente etiológico es transmisible, lo que abre la veda para su captura.

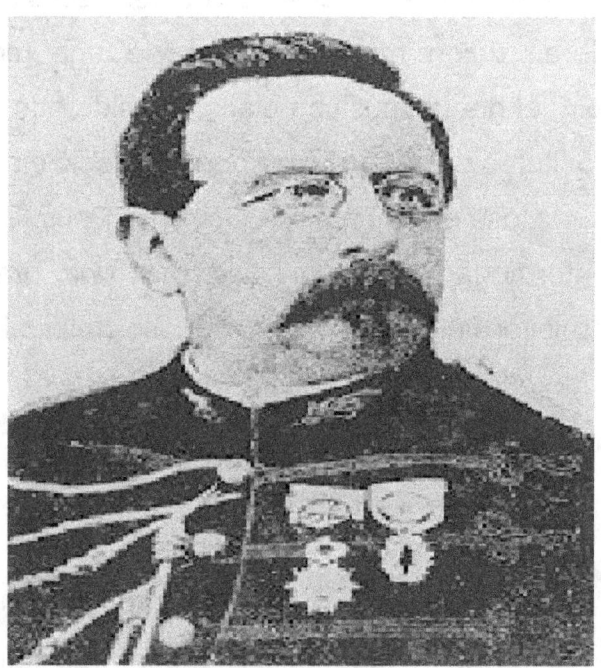

Jean Antoine Villemin (1827-1892): primero en definir a la tuberculosa como una enfermedad infecciosa y contagiosa.

Una de las figuras médicas más importantes de este siglo dedicadas al estudio de la tisiología es René Théophile Hyacinthe Laënnec, que moriría de tuberculosis a los 45 años, contraída en el contexto de sus estudios con pacientes y cadáveres infectados; diseñó el estetoscopio y se afanó por corroborar que sus hallazgos auscultatorios se correspondían con lesiones pulmonares realizando observaciones comparativas entre los hallazgos en vida y la disección posterior de los pacientes tras el fallecimiento (se le considera por ello como el precursor del método anátomo-clínico).

Su obra más importante es el *"Tratado de Auscultación Mediata"* en la que recoge sus descubrimientos en relación con la utilidad diagnóstica de la auscultación pulmonar.

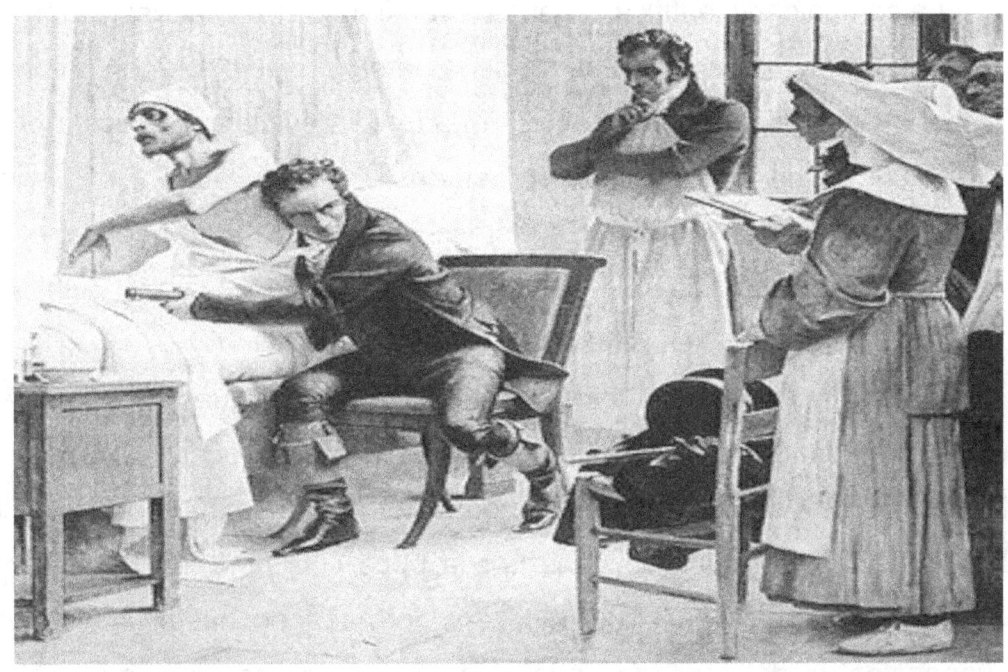

Laennëc auscultando a uno de sus pacientes en el Hospital Necker

En París se rebautizó con su nombre al principal Hospital especializado en Tuberculosis y Enfermedades Respiratorias (el antiguo Hospicio de Incurables). Su trabajo se completó con el de otro médico francés: Pierre Charles Alexandre Louis (1787-1872), quien tras basarse en 123 casos clínicos y varias autopsias corroboró la teoría de la unicidad y describió varias formas de tuberculosis extrapulmonar.

Poco tiempo después, Robert Koch descubre finalmente al agente infeccioso que la provoca. El 10 de abril de 1882 presenta un artículo titulado *"Die* Aetiologie der Tuberkulose*"* (De la etiología de la Tuberculosis) en el que demuestra de manera exhaustiva que el Mycobacterium tuberculosis, denominado en aquel momento por Koch como "*Bacterium tuberculosis*" es el causante único de la enfermedad en todas sus variantes. La trascendencia del descubrimiento es tal que The Times publica una carta de John Tyndall con un resumen del hallazgo y poco después, el 3 de mayo, se hacen eco el New York Times y el New York Tribune.

La comunidad científica se lanza a verificar los resultados: Rudolf Virchow (1821-1902), considerado el padre de la patología, se opone en un principio a la teoría unicista, pero finalmente se rinde a la evidencia ofrecida por Koch. Theoblad Smith y E. L. Trudeau en Estados Unidos o Paul Ehrlich, Franz Ziehl y Friedrich Neelsen en Alemania, estos últimos mejorando además el método de tinción que a partir de entonces se conocerá como Tinción de Ziehl Neelsen.

Flügge, en los últimos años del siglo XIX, señala que las gotitas de saliva podían ser responsables de la infecciosidad, al permanecer en el aire por cierto tiempo (a partir de sus trabajos se comienzan a denominar gotas de Flügge a las partículas de saliva emitidas por la boca o la nariz de 0,5 a 10 μm de diámetro, capaces por lo tanto, de permanecer hasta 30 minutos en suspensión y de propagar microorganismos al ser inhaladas por otros individuos).

En 1908 el mismo Koch desarrolla la tuberculina en colaboración con el veterinario Camille Guérin (1872-1961) un derivado proteico purificado estándar del bacilo (también denominado PPD) que creía útil como agente inmunizante pero que Charles Mantoux depuraría posteriormente para administrar por vía intradérmica como método diagnóstico (su aplicación intradérmica, habitualmente del antebrazo, genera una respuesta inmunitaria diferente en el huésped si este ha estado en contacto previo con el bacilo tuberculoso que si no lo ha hecho).

Los avances en el conocimiento de la tuberculosis (su agente causante, el mecanismo de transmisión, los primeros estudios epidemiológicos que demuestran su menor incidencia en determinados climas) van determinando la aparición de instituciones peculiares denominadas genéricamente sanatorios para tuberculosos, situadas en regiones climatológicas favorables a la curación de esta patología.

Su objetivo es aislar a los pacientes rompiendo la cadena de transmisión de la enfermedad, y ofrecer un ambiente de clima, reposo y dieta (al estilo de las casas de balneoterapia) adecuados a estos pacientes.

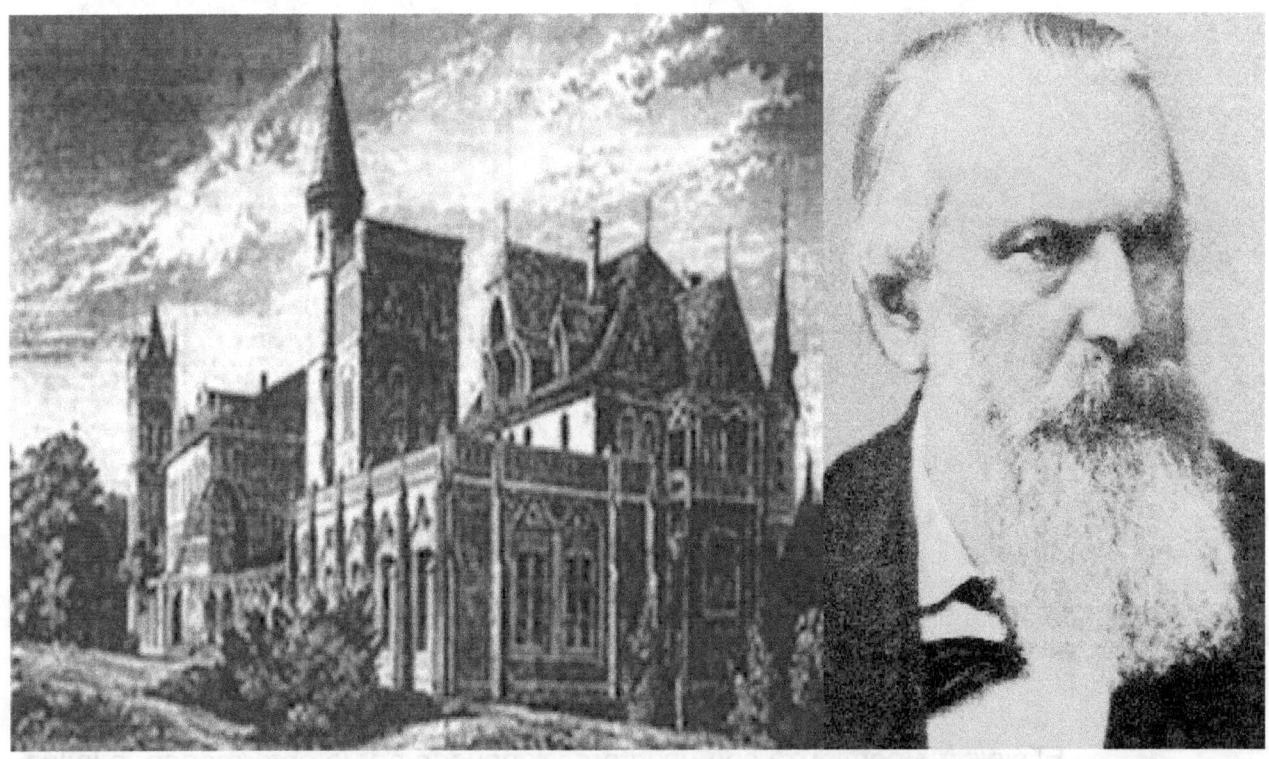

Sanatorio para tuberculosos de Görbersdorf, Silesia (Prusia) Construido por **Hermann Brehmer** con la ayuda de Alexander Von Humboldt, el que es considerado como el primero de una larga serie de instituciones de este tipo que se abrirían en todo el mundo con posterioridad.

El tratamiento sanatorial alcanza su máxima extensión en la segunda mitad del siglo XIX y en los inicios del siglo XX, dando nombre a una etapa de la medicina moderna: la era del movimiento sanatorial.

Sir Robert Phillip crea en 1887 el primer dispensario antituberculoso del Reino Unido en la ciudad de Londres, y otro en Edimburgo en 1889. Este último (inicialmente un dispensario) acabó ampliándose con un hospital para casos iniciales, otro para casos avanzados y, finalmente, una comunidad agrícola para enfermos convalecientes. A esta estructura se la conocería como "Esquema de Edimburgo".

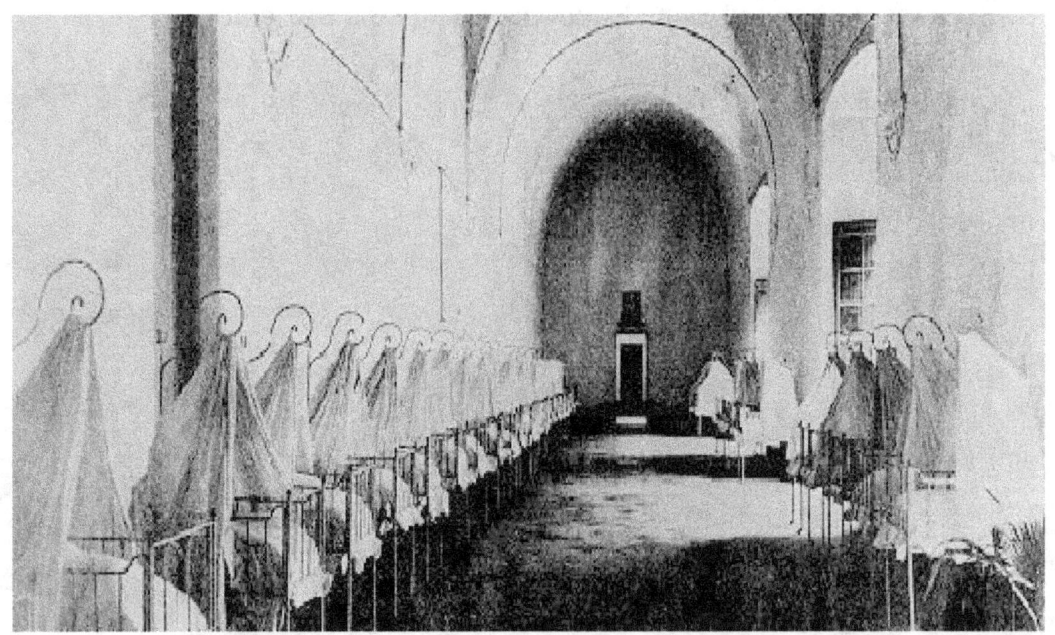

Sala de aislamiento para recién nacidos en un sanatorio antituberculoso…La gran mortalidad infantil fue uno de los más grandes problemas que se enfrentó en la lucha contra la enfermedad.

El siglo XX comienza con un interés renovado por la enfermedad, a la luz de los nuevos descubrimientos que ha dejado el anterior. En 1902 se constituye en Berlín la Conferencia Internacional de Tuberculosis, en la que se propone como símbolo la cruz de Lorena.

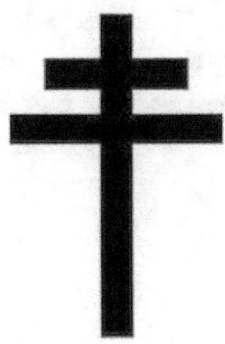

La cruz de Lorena: símbolo internacional de la lucha contra la tuberculosis

En 1921 Albert Calmette y Camille Guérin producen la vacuna contra la Tuberculosis: la BCG (Bacilo de Calmette-Guérin), empleando una variante atenuada del *Mycobacterium bovis*.

En 1944, en plena Guerra Mundial, Selman Waksman y Albert Schatz descubren, a partir de un pequeño hongo capaz de inhibir el crecimiento del bacilo tuberculoso denominado *Streptomyces griseus*, la Estreptomicina, sustancia antibiótica con una eficacia limitada pero superior a los tratamientos dietéticos y balneoterápicos empleados hasta ese momento. Este hito se considera el comienzo de la era moderna de la tuberculosis, aunque la verdadera revolución se produce algunos años después, en 1952, con el desarrollo de la Isoniacida (hidracina del ácido isonicotínico), el primero de los antibióticos específicos que conseguirán convertir a la tuberculosis en una enfermedad curable en la mayoría de los casos.

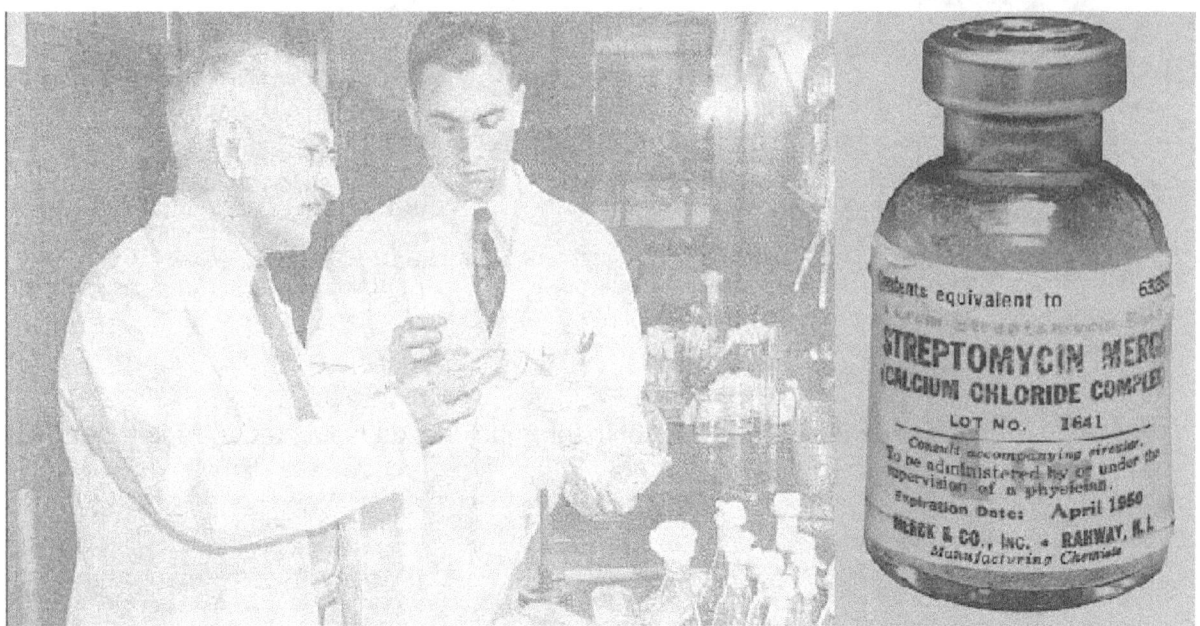

Selman A. Waksman y su ayudante Albert Schatz (descubridores de la Estreptomicina) en su laboratorio durante el año 1943.

La aparición de la Rifampicina a partir de otro hongo: el *Streptomyces mediterranii*, en la década de los sesenta, acortó notablemente los tiempos

de curación, lo que hizo disminuir el número de casos nuevos de manera importante hasta la década de los ochenta.

Otro periodo importante en el tratamiento de la tuberculosis fue el que utilizó múltiples procederes quirúrgicos para intentar vencer la enfermedad...Ya en el siglo II d.C., Galeno había señalado que el mayor inconveniente para la cicatrización de las úlceras pulmonares consistía en la imposibilidad de dejar en reposo el parénquima, por los continuos movimientos respiratorios. Algunas observaciones aisladas habían puesto de manifiesto que cuando, en el curso de la tisis, un pulmón se colapsaba espontáneamente, la enfermedad se curaba con más facilidad. Se trataba, por lo tanto, de conseguir el colapso pulmonar para que el parénquima pulmonar estuviese en reposo absoluto y así se pudiese curar la enfermedad.

Durante las primeras décadas del Siglo XX se producen algunos avances en el tratamiento quirúrgico de pacientes con tuberculosis (ligadura de hilio pulmonar, neumonectomías...), y proliferan en Europa las campañas sanitarias orientadas al control de la propagación de la enfermedad.

A partir de estos momentos comienzan a desarrollarse múltiples procedimientos quirúrgicos como la condrotomía de la primera costilla, las toracoplastias (amputación de un número determinado de costillas para conseguir el colapso) por diferentes métodos, la cirugía de resección, la frenicectomía (seccionar el nervio frénico para conseguir una parálisis diafragmática), la escalenotomía (sección de los músculos escalenos que se insertaban en la primera costilla), la pneumolisis extrapleural (separar el pulmón y ambas hojas pleurales), intento de llenado del espacio extrapleural con diferentes substancias (grasa abdominal, parafina, aire, esponjas de polietileno, bolas de lucita, cápsulas de bazo de buey, cera, etc.) y, sobre todo, el neumotórax terapéutico por diferentes técnicas.

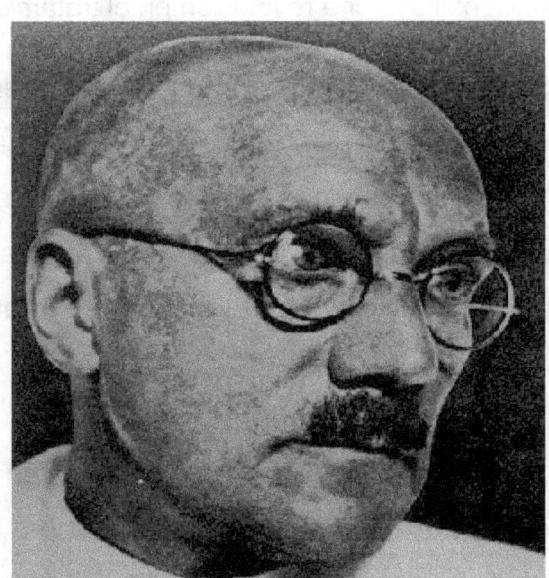

Ferdinand Sauerbruch: Junto al cirujano Max Wilms, introdujeron y mejoraron la técnica de la toracoplastia paravertebral que hoy lleva sus nombres (técnica de Wilms-Sauerbruch)

En 1885, De Cerenville reseca la quinta costilla para colapsar una caverna apical y Carlo Forlanini realiza por primera vez con éxito un neumotórax terapéutico en 1892. Este procedimiento fue el que inició la etapa quirúrgica en el tratamiento de la Tuberculosis y el que más se utilizó durante este período que va desde la últimas décadas del siglo XIX hasta bien superada la mitad del siglo XX.

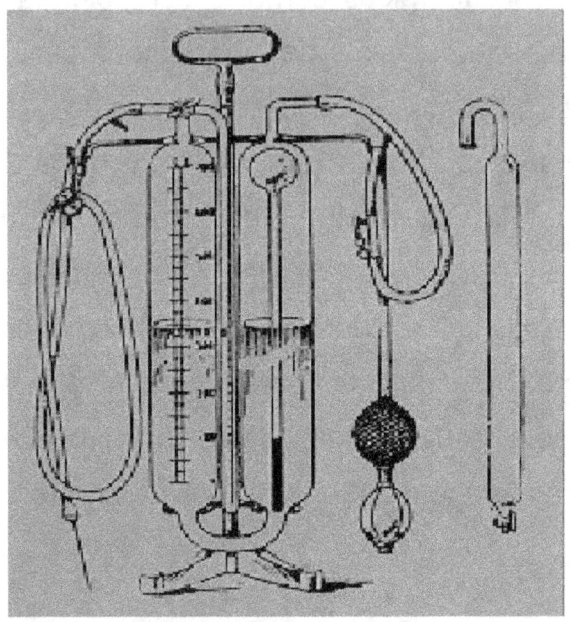

Primer aparato utilizado por Carlo Forlanini para producir Neumotórax terapéutico. Constituyó una revolución en el tratamiento de la tuberculosis

Sin embargo, en 1981 hace su aparición otra enfermedad: el Síndrome de Inmunodeficiencia Adquirida (SIDA), cuya principal característica es debilitar el sistema inmunitario de los sujetos infectados por el virus de la inmunodeficiencia humana (VIH). Pronto alcanza la categoría de pandemia, lo que resulta un terreno abonado para el rebrote de enfermedades que se creían en retroceso como la tuberculosis.

Este hecho, una intensificación de las migraciones masivas Sur-Norte y unas condiciones mantenidas (e incluso agravadas) de pobreza en muchos países subdesarrollados, principalmente en Asia y África, fueron abonando el terreno para que en 1993 la Organización Mundial de la Salud (OMS) declara a la tuberculosis como una "urgencia mundial", recomendando que se intensificaran los esfuerzos para tratar de implantar una estrategia de lucha antituberculosa común, la denominada "estrategia DOTS" (siglas en inglés de: Tratamiento Acortado Estrictamente Supervisado).

Sin embargo, la instauración de esta estrategia se encuentra con una serie de importantes limitaciones que, aunque similares en muchas zonas del mundo, tienen sus propias peculiaridades entre regiones o países concretos.

No obstante, las investigaciones no han cesado y el hombre sigue luchando en esta enconada batalla contra la enfermedad. En 1998 se publica por primera vez en la revista "Nature" el genoma completo de Mycobacterium tuberculosis (concretamente de la cepa de laboratorio H37Rv...) Programas masivos de vacunación han sido implementados por la OMS, pero aún así; ahora mismo, estamos esperando que por tuberculosis se rompan todos los récords de fallecidos en el planeta...

Por este motivo la Organización Mundial de la Salud se ha planteado como objetivo para el siglo XXI la erradicación de la tuberculosis, al ser una enfermedad que cuenta con las características necesarias para ello: existe

un tratamiento de razonable eficacia y una vacuna barata capaz de cortar la cadena de transmisión.

Sin embargo dos factores han recortado los planes para la consecución de este objetivo: por un lado el aumento sistemático de casos desde la década de los noventa y la aparición de dos cepas muy resistentes a todos los fármacos empleados hasta el momento: la MDR-TB (Multi-Drug-Resistance) y la XDR-TB (Extreme Drug Resistance) detectada por primera vez a comienzos de 2006.

Los datos recogidos por la OMS y por los CDC (Centros para el Control y Prevención de Enfermedades de EEUU) durante el año 2006 la sitúan en todas las regiones, aunque la mayor incidencia se ha detectado en las antiguas repúblicas de la Unión Soviética y en Asia, siendo de especial gravedad su presencia en África, donde la alta incidencia del SIDA agrava la situación.

En 2007 se contabilizan unos nueve millones de casos de tuberculosis en el mundo y la OMS estima que el 2% de ellos (unos 180.000) presentan esta nueva cepa. En octubre de 2007 un equipo de científicos sudafricanos secuencia por primera vez el genoma de la cepa XDR, como primer paso para la elaboración de nuevos tratamientos específicos y eficaces.

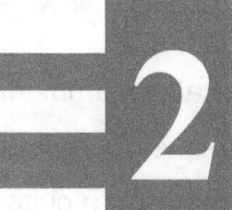

2 EL BACILO TUBERCULOSO

Cuando Robert Koch inicia su investigación ya conoce los trabajos de Villemin sobre el contagio de la enfermedad y los de otros continuadores de estos experimentos como Julius Conheim y Carl Salomosen. También tiene a su disposición las muestras del "Pabellón de Tísicos" del Hospital de la Charité de Berlín.

Antes de enfrentarse al problema de la tuberculosis había trabajado con una enfermedad del ganado que en ocasiones se transmitía al hombre denominada "carbunco", y de la que también descubriría el agente causal: el "Bacillus anthracis". De esta investigación saldría su fructífera amistad y colaboración permanente con Ferdinand Cohn, director del Instituto de Fisiología Vegetal.

Es entonces cuando comienza a desarrollar métodos de cultivo con muestras de tejidos, lo que le pone en el camino del descubrimiento que comenzaría con una observación en su laboratorio el 18 de Agosto de 1881: Durante una tinción de material (procedente de tubérculos recién formados) con azul de metileno descubre unas estructuras de forma alargada, que no podía ver si no aplicaba ese colorante. Para mejorar el contraste decide añadir marrón de Bismarck, descubriendo que las estructuras se volvían así brillantes y transparentes. Y aún mejora la técnica empleando álcalis, hasta determinar su concentración idónea para la visualización de los bastones. Había dado con la combinación que permitía teñir la peculiar cubierta del bacilo tuberculoso: una mezcla de fucsina y anilina, cuyas propiedades básicas permitían visualizar al microorganismo.

Tras varios intentos (pues no crece bien a temperatura ambiente) es capaz de incubarlo en suero sanguíneo coagulado; lo que representa, de hecho, otra novedad, ya que la gelatina usada habitualmente para cultivos en esa época se licuaba a los 37 grados centígrados necesarios para su crecimiento. La prueba definitiva la obtiene inoculando cultivos puros en conejos, de lo que él mismo ya denomina como "bacilo tuberculoso", y observando que todos los animales mueren con los mismos síntomas de la tuberculosis. De sus cadáveres obtiene, de nuevo, cultivos del bacilo.

Este proceso lo repite con otros microorganismos lo que le lleva a enunciar los postulados que también llevan su nombre, sobre enfermedades transmisibles; los cuales, aún hoy, conservan su vigencia:

- El agente debe estar presente en cada caso de la enfermedad en las condiciones apropiadas y ausente en las personas sanas.
- El agente no debe aparecer en otra enfermedad de manera fortuita o saprófita.
- El agente debe ser aislado del cuerpo en un cultivo puro a partir de las lesiones de la enfermedad.
- El agente debe provocar la enfermedad en un animal susceptible al ser inoculado.
- El agente debe ser aislado de nuevo de las lesiones producidas en los animales de experimentación.

Finalmente, en la tarde del 24 de marzo de 1882, ante un escéptico público de la Sociedad Fisiológica de Berlín, Koch hizo públicos sus resultados presentando una ponencia que tituló *"Über Tuberculose"* (Sobre la tuberculosis):*" de aquí en adelante no tendremos más frente a nosotros a una cosa vaga e indeterminada, estamos en presencia de un parásito visible y tangible. Se desarrolla en el hombre y con cegar las fuentes de donde viene la infección, y una de ellas es seguramente la expectoración, la lucha*

antituberculosa será un hecho…" _Así finalizó Koch su magistral presentación. Desde entonces en esa fecha se celebra cada año el Día Mundial de la Tuberculosis.

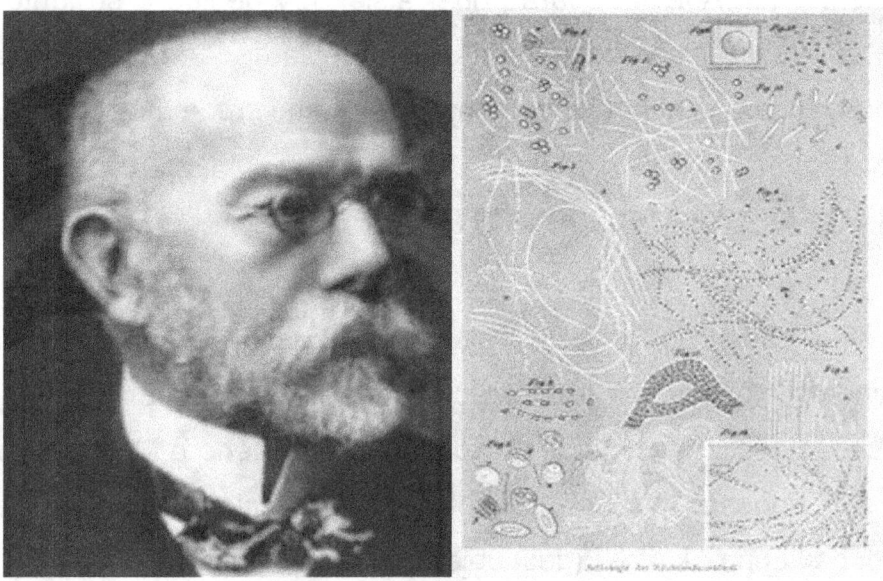

Robert Koch: descubridor del Mycobacterium tuberculosis junto a un facsímil de la ilustración original de su: *"De la etiología de la tuberculosis*" (1882).

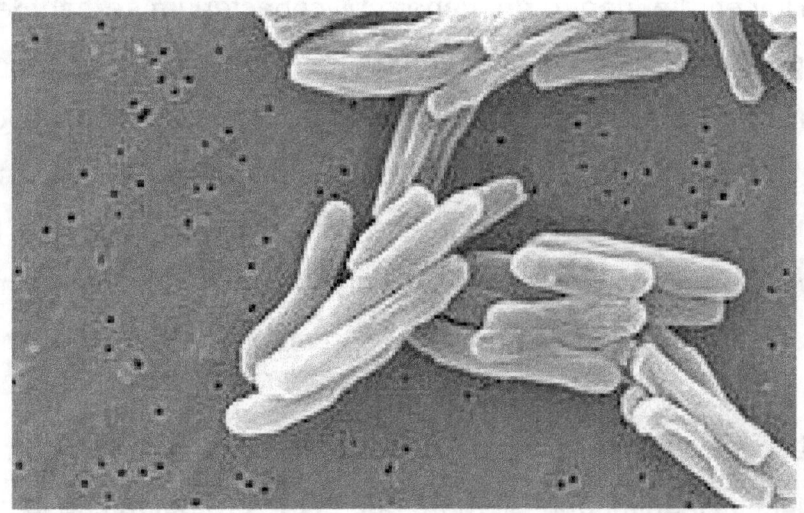

Mycobacterium tuberculosis: Fotografía ampliada a 15549x

El *"Mycobacterium tuberculosis"*, nombre propuesto en 1896 por Lehmann y Neumannes, desde su descubrimiento, causó y sigue causando admiración dadas las características del microorganismo.

M. tuberculosis es una bacteria que requiere técnicas especiales de tinción y medios de cultivo distintos a los empleados habitualmente en bacteriología. Además, para poder aislarla, y debido a su lento crecimiento, hay que realizar una decontaminación previa de la mayoría de las muestras, con el fin de destruir la flora acompañante que crece más rápidamente.

2.1- GENERO MYCOBACTERIUM

El orden de los Actinomycetales incluye la familia Mycobacteriaceae, Actinomycetaceae, Streptomycetaceae y Nocardiaceae. La familia Mycobacteriaceae contiene un solo género, el género Mycobacterium, del que en sus orígenes sólo se conocían dos especies: El bacilo de la Lepra o Mycobacterium leprae (descubierto por A. Hansen en 1874) y el bacilo tuberculoso o M. tuberculosis.

Hoy en día, dentro del género Mycobacterium se han descrito más de 120 especies de micobacterias diferentes. Se caracterizan por ser bacterias ácido-alcohol resistentes (BAAR) debido al alto contenido en lípidos que tienen en su pared celular. Este hecho impide que penetren los colorantes habituales de anilina, por lo que no se pueden ver en la tinción de Gram., y hace que para poder visualizarlas sean necesarios colorantes especiales (arilmetanos), pero que una vez teñidas no se decoloran con una mezcla de alcohol y ácido.

Las micobacterias son capaces de sobrevivir durante semanas o meses sobre objetos inanimados, siempre que estén protegidas de la luz solar, y son más resistentes a los ácidos, álcalis y desinfectantes que el resto de las bacterias no formadoras de esporas. Resisten la desecación y la congelación, pero la luz ultravioleta y el calor (>65° C durante 30 minutos) las inactiva.

Dentro de la especie M Tuberculosis se encuentran dos grandes grupos: el denominado Mycobacterium tuberculosis complex y el grupo de la Micobacterias no tuberculosas.

MICOBACTERIUM TUBERCULOSIS COMPLEX

Engloba a un grupo de micobacterias que presentan más de un 95% de homología en su DNA. Está compuesto, además de *M. tuberculosis*, por *Mycobacterium bovis*, *M. bovis BCG* (una cepa variante de laboratorio utilizada en vacunación y en instilaciones vesicales en pacientes con neoplasia de vejiga), *Mycobacterium africanum* (principal causante de la TB en África tropical), *Mycobacterium microti* (causante de la TB en roedores, llamas y otros mamíferos) y *Mycobacterium canetii*. Habitualmente se utiliza el termino de M. tuberculosis o bacilo tuberculoso como sinónimo de todas ellas, ya que se identifican, en la mayoría de los laboratorios, mediante la hibridación con una sonda de DNA, común para todo el complejo, y porque el aislamiento de cualquiera de ellas en muestras clínicas establece, por sí mismo, el diagnóstico de TB en el paciente. Sin embargo, entre ellas existen características diferenciales importantes para el manejo de los pacientes y por su interés epidemiológico (por ejemplo: M. bovis es resistente a la pirazinamida)

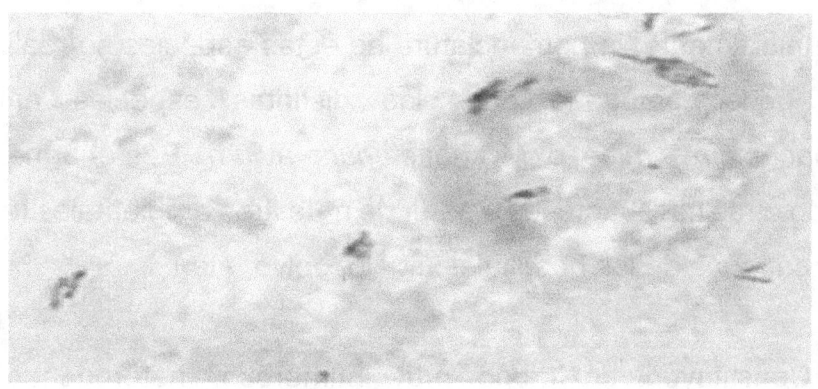

Muestra de esputo coloreado con Tinción de Ziehl-Neelsen donde se observan bacilos acido-alcohol-resistentes.

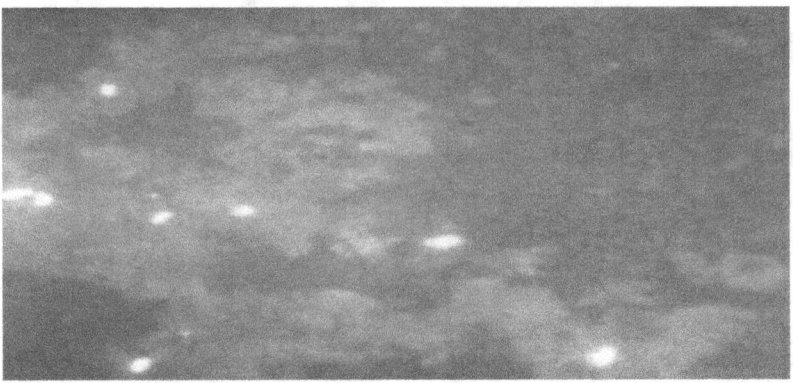

M. Tuberculosis teñido con auramine y examinado con un microscopio de fluorescencia. (Esta técnica se usa en muchos laboratorios porque permite una lectura más rápida. Ambos métodos descubren las variadas especies de mycobacterias, pero la tuberculosis es el que más rápidamente se tiñe entre los pacientes con la enfermedad pulmonar)

MYCOBACTERIUM NO TUBERCULOSIS

Hoy en día, el 10-30 % de las micobacterias aisladas en laboratorios clínicos corresponden al grupo de las micobacterias no pertenecientes al complejo M. tuberculosis. Este grupo heterogéneo de micobacterias ha recibido históricamente otros nombres como: "*micobacterias atípicas*", "*mycobacterium other than tuberculosis*" (MOTT), "*micobacterias ambientales*" o "*micobacterias oportunistas*".

Inicialmente, la nomenclatura de estas especies se realizó atendiendo a su poder patógeno para las distintas especies animales como *Mycobacterium simiae* o *Mycobacterium avium*. Posteriormente se fueron aislando otras micobacterias a partir de muestras ambientales (aguas de lagos o ríos, cañerías de los hospitales, suelo, polvo, etc.).

Constituyen un grupo muy numeroso, heterogéneo y difícil de sistematizar. Algunas especies son muy ubicuas y poco patógenas; otras son menos ubicuas y su aislamiento tiene un alto valor predictivo de enfermedad; otras no tienen significado clínico conocido y cada vez es más frecuente la descripción de nuevas especies no conocidas previamente. Durante muchos años (primeros dos tercios del siglo XX), apenas se les dio importancia, no obstante, ya en 1954, Timpe y Runyon realizaron un primer intento de clasificación de las MNT aisladas de pacientes, basada en sus características de crecimiento y pigmentación.

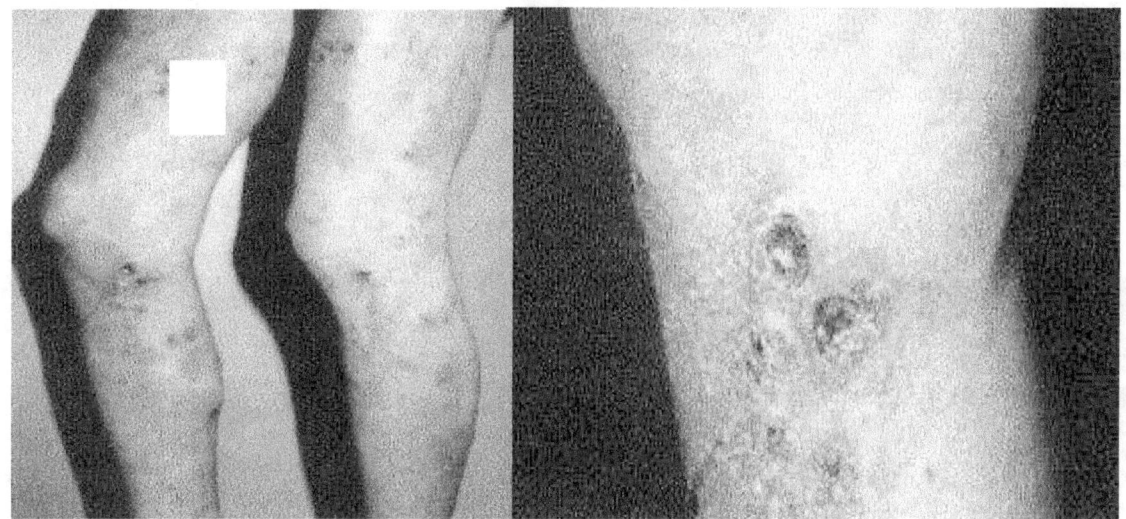

M. Scrofulaceum

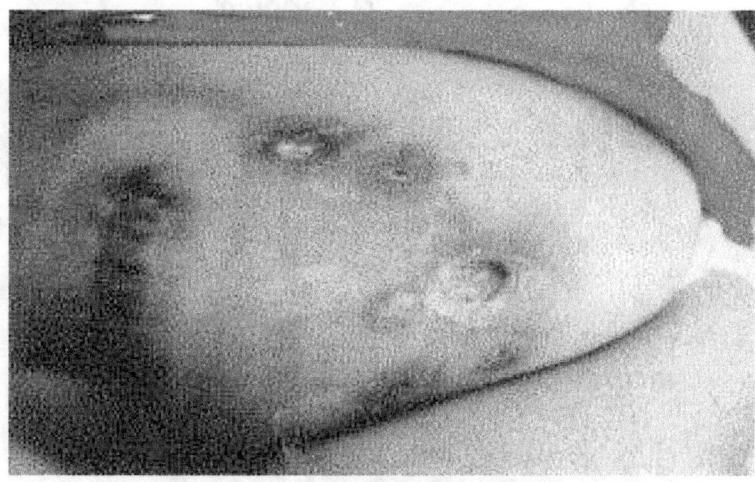

M. Fortuitum

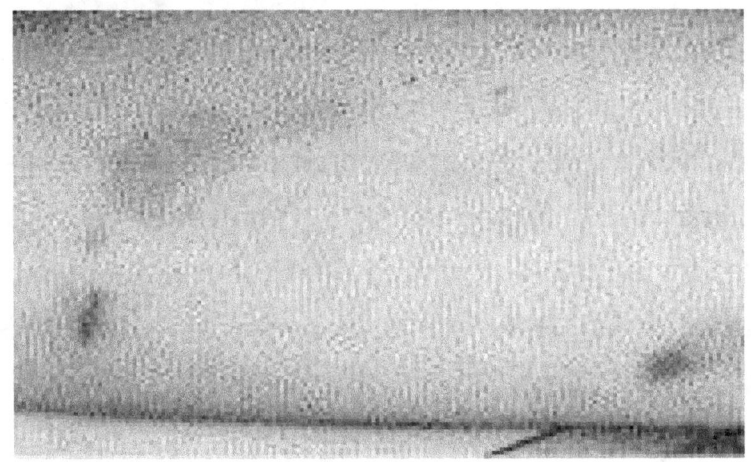

M. Haemophilum

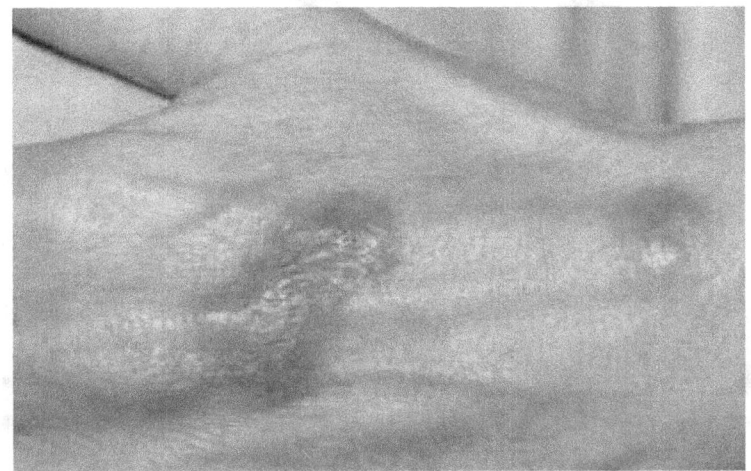

M Marinum

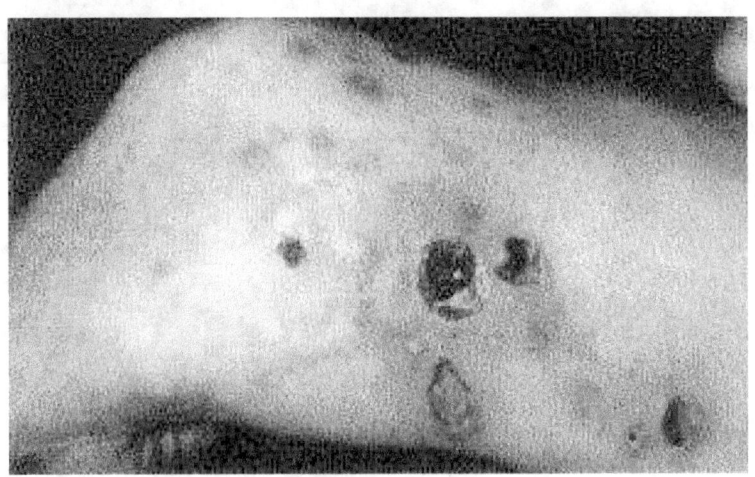

M Chelonae

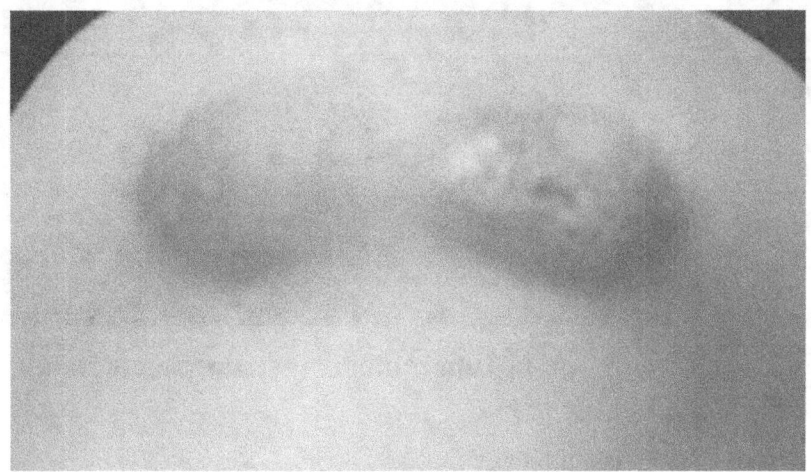

M Abscessus

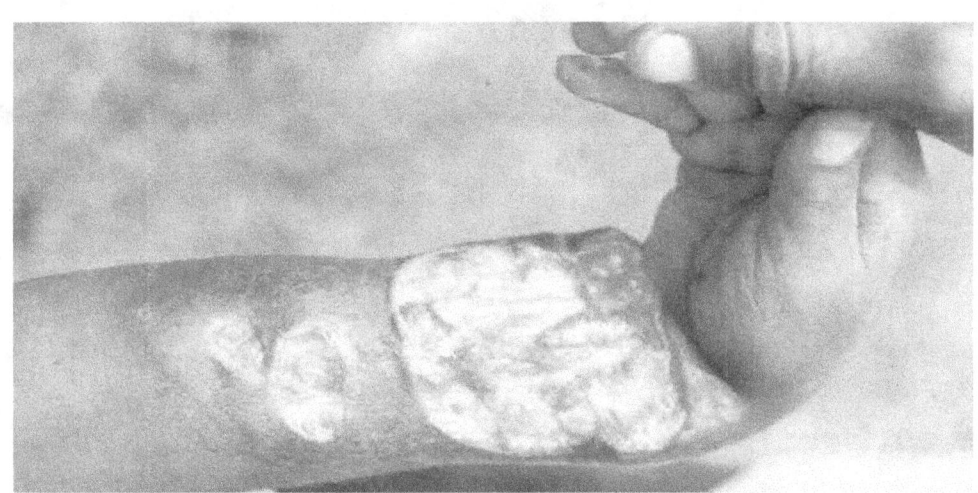

M Ulcerans (úlcera de Buruli)

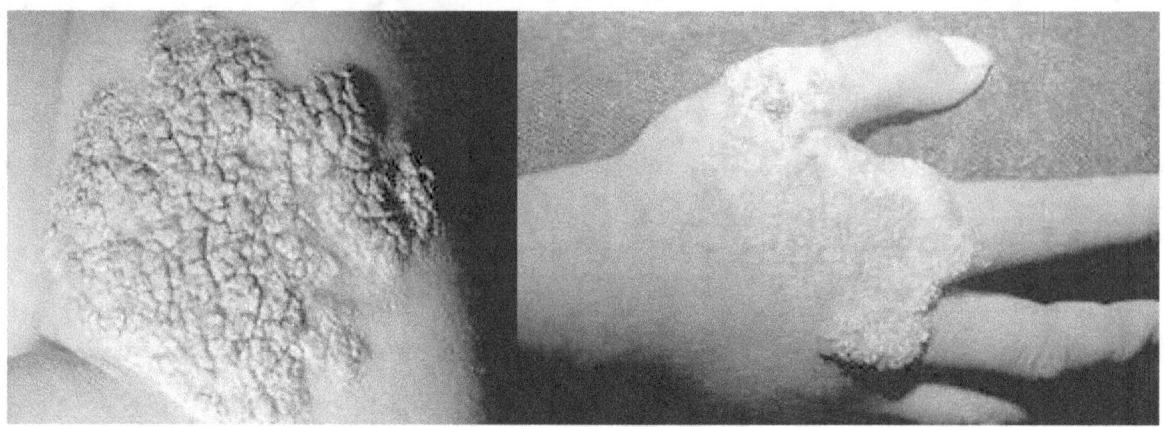

M Tuberculosis (verrugosa cutânea)

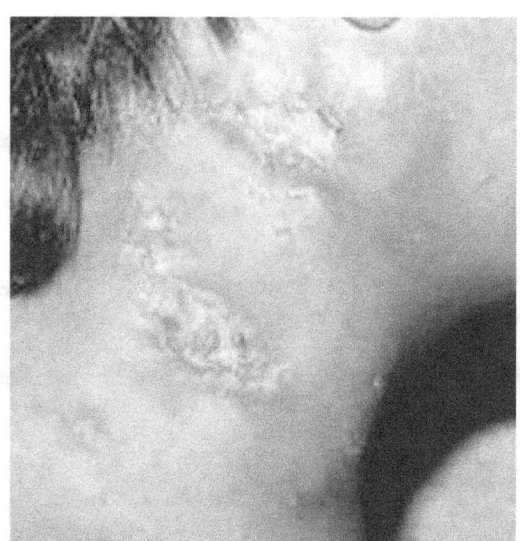

M Tuberculosis: (Tuberculosis verrugosa cutánea)

Tuberculosis infantil

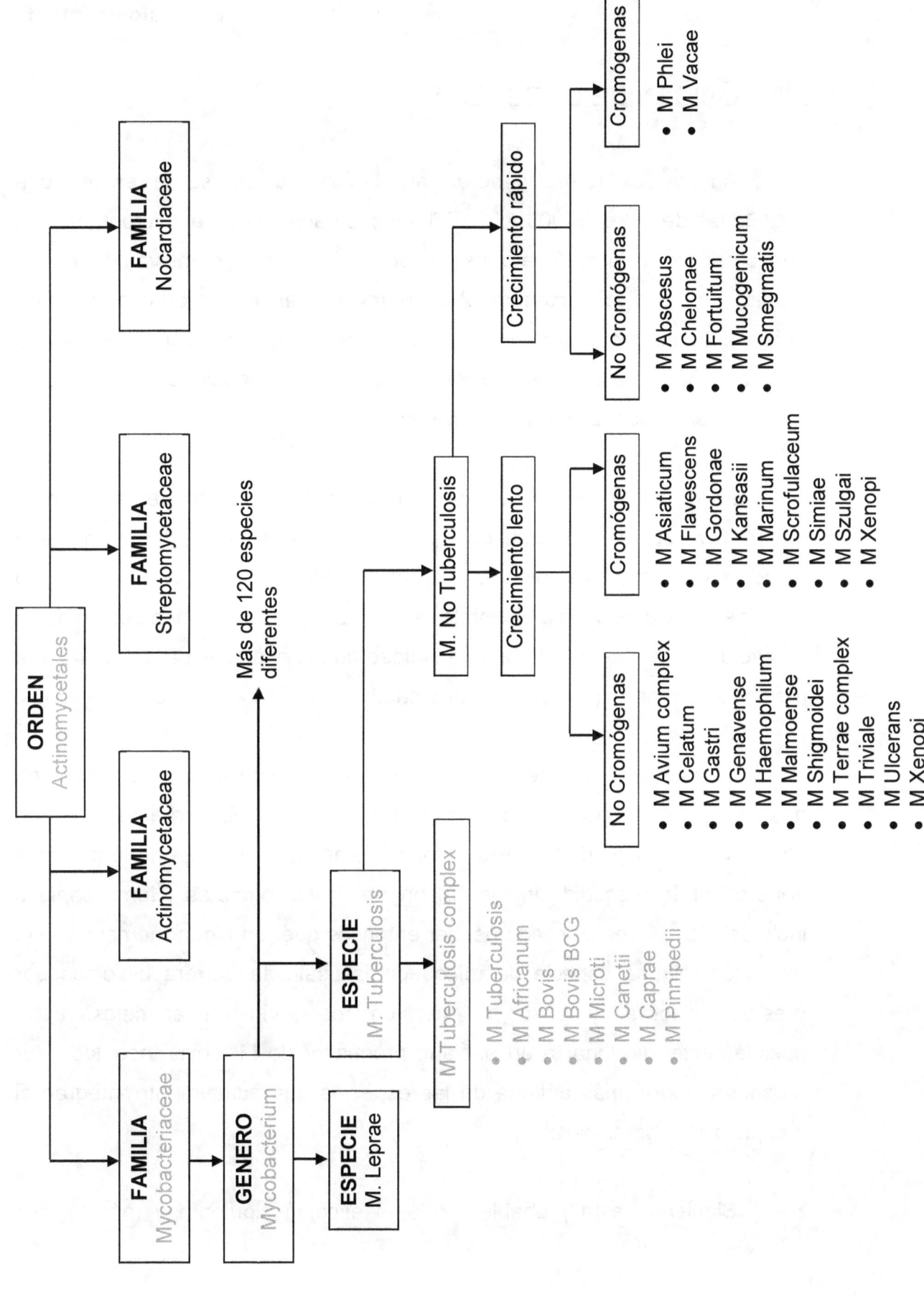

2.2 – ORIGEN DE LA ESPECIE

Aunque de forma general, al M Tuberculosis se le estima una antigüedad de entre 15.000 y 20.000 años, se acepta que el microorganismo que la origina evolucionó de otros microorganismos más primitivos dentro del propio género Mycobacterium. Así, el microorganismo productor de esta enfermedad es uno de los exponentes más fieles de la presión selectiva a la que han sido sometidas muchas especies y de una capacidad de adaptación a medios adversos realmente insuperable.

Es razonable pensar que si la mayoría de los componentes de este género tiene su hábitat natural en el agua y la tierra, el origen del mismo haya estado en este medio ambiente. Diferentes especies han emergido a lo largo de la historia y presiones ambientales selectivas han condicionado cambios en su evolución. Se trataría de una capacidad de las especies para adaptarse a medios adversos lo que condicionaría cambios en el reservorio de las mismas.

Si esto es así y se aplica al género Mycobacterium, es necesario destacar como a algunas especies de micobacterias (M. ulcerans) se les ha atribuido una antigüedad de 150 millones de años, lo que supondría que este género habría precedido incluso al origen de los primates (Homo sapiens incluido). No es descabellado pensar entonces que, en algún momento de la evolución, alguna especie de micobacterias saltó la barrera biológica por presión selectiva, y pasó a tener un reservorio en animales. Esto, posiblemente, dio lugar a un anciano progenitor de M. bovis, aceptada por muchos como la más antigua de las especies que actualmente integran el complejo M. tuberculosis.

Siguiendo esta probable teoría, el escalón siguiente, y más lógico, sería el paso del Mycobacterium bovis a la especie humana, coincidiendo con la domesticación de los animales por parte del hombre. Aquí, probablemente, pudo surgir M. tuberculosis como patógeno humano, habiéndose demostrado que durante los últimos milenios sigue con una capacidad de adaptación a medios adversos similar a la que demostraron sus posibles ancestros.

Sin embargo, los recientes trabajos de Brosch y col, publicados en el año 2002, y que analizaron las secuencias genéticas que habrían ido perdiendo las diferentes especies incluidas en el Complejo M. tuberculosis, parecen hacer comprender que M. tuberculosis puede tener un origen anterior a M. bovis, hecho que descartaría la teoría de la zoonosis como origen de la TB. En cualquier caso, no queda duda de que M. tuberculosis tiene su origen de sus parientes ancestrales, las micobacterias atípicas.

No obstante, lo cierto es que en los últimos 100-150 años, M. tuberculosis ha ido desplazándose paulatinamente hacia las poblaciones más vulnerables del planeta, o sea, hacia aquellos lugares donde la extrema pobreza no solo asegura su subsistencia y transmisión, sino también donde los escasos recursos económicos no permiten la más mínima lucha contra este microorganismo.

2.3 – CARACTERIZACION BIOLÓGICA:

El M. Tuberculosis es un microorganismo muy resistente al frío, a la congelación y a la desecación; y muy sensible al calor, la luz solar y la luz ultravioleta. Posee ciertas características especiales en su desarrollo que le confieren grandes diferencias con las bacterias convencionales. Así, su lenta capacidad de división o multiplicación (14-24 horas) y la dependencia en su crecimiento de las condiciones locales donde se desarrolla (como la presencia o ausencia de oxígeno y el pH del medio) pueden ocasionar, ante circunstancias metabólicas adversas, un estado de letargo o latencia que puede durar desde varios días hasta muchos años.

Este estado de latencia es también uno de los condicionantes de la perpetuación de la endemia pues va a condicionar el reservorio más importante de la enfermedad, el de los sanos infectados, contra los que es muy difícil luchar para conseguir el control de la tuberculosis.

Incluso, parece existir una interdependencia entre la disposición anatómica de la enfermedad y la tensión de oxígeno disponible en la zona, lo que justifica su comportamiento polivalente según sea el medio, pudiendo estar en fases de auténtica actividad y multiplicación en aquellos lugares donde la tensión de oxígeno es elevada (como ocurre en las cavernas) o pasando incluso a situaciones latentes cuando las condiciones le son muy desfavorables.

El ejemplo clásico es el de la tuberculosis de los lóbulos pulmonares superiores, donde el flujo sanguíneo bajo y la menor ventilación produce un incremento de la tensión alveolar de oxígeno, que explica la tendencia de la enfermedad a progresar en estas zonas a partir de las siembras post-primarias.

En cualquier caso, las condiciones ideales de multiplicación del bacilo las encuentra a un pH de 7,40 y con una presión de oxígeno entre 100 y 140 mm de Hg. Estas condiciones le han ayudado claramente a subsistir en la especie humana.

Sin embargo, incluso bajo estas condiciones, su multiplicación o capacidad de división es muy lenta (60 veces inferior a la de un estafilococo). Ello es el origen de una clínica muy poco específica y de muy lenta instauración, y que también justifica que no sea necesario administrar los fármacos varias veces al día, pero que puede conllevar a consultas y diagnósticos muy tardíos, cuando ya el enfermo lleva contagiando semanas o meses.

De la estructura química de M. tuberculosis forman parte proteínas, carbohidratos, vitaminas del complejo B y ciertos minerales como el fósforo, magnesio y calcio. El componente proteico es el substrato fundamental que produce el fenómeno de la hipersensibilidad retardada y condiciona la aparición, más o menos precoz, de la reacción tuberculínica.

Aunque este microorganismo carece de una cápsula cerúlea, sí posee un alto contenido en lípidos, en su mayoría químicamente complejos. De ellos, el ácido micólico es el más característico y al que se le supone la peculiaridad de su tinción, que comparte con otras especies como las Nocardias y que puede modificarse según la edad del microorganismo.

Su pared rica en lípidos también es responsable de varias de sus características biológicas, como la dificultad para ser destruidos por los macrófagos, su resistencia a la desecación y su resistencia natural a la gran mayoría de los antimicrobianos. Este componente lipídico aislado es capaz de producir respuestas idénticas a las del gérmen completo, incluyendo la formación de células epitelioides y, en ocasiones, la propia caseificación.

M. tuberculosis no tiene capacidad de producir toxinas, por lo que carece de toxicidad primaria. Sin embargo, su componente antigénico es muy elevado y complejo, lo que va a determinar una muy diferente virulencia y capacidad patógena.

2.4 –CICLO EVOLUTIVO

El bacilo de Koch posee un ciclo evolutivo intuído por Ferrán en 1897 y aceptado luego por varios autores, quienes describen "formas bacilares anómalas" (gránulos, ramificaciones, filamentos, formas en levadura, etc.). En 1924, Ravetllat describió formas cocoides y otras de aspecto difteroide y en levadura. Benzancon y Filibert en 1914 habían observado, estudiando cultivos en velo, ciertas redes filamentosas anastomosadas, con gránulos procedentes de los filamentos, que a veces aparecían aislados y ocasionalmente eran acidorresistentes.

Vaudremer en 1927 confirma la existencia de filamentos cianófilos, los cuales se fragmentan y llegan a desaparecer, mientras que paralelamente aumentan los bacilos acidorresistentes, por lo que cree derivan de aquéllos.

Hoy se sabe que estas "formas anómalas" son partes integrantes del ciclo biológico del M Tuberculosis, el que, en los diversos cultivos y en el seno de las lesiones orgánicas, frecuentemente se halla presente bajo el aspecto de diversas estructuras, que por sus características tintóreas y refractoméricas fueron durante mucho tiempo de muy difícil demostración, sobre todo bajo el microscopio óptico.

Aún así, algunos autores se preocuparon muy poco de la biología del bacilo de Koch, aceptando su forma bacilar típica. El sostener esta opinión llevó erróneamente a creer en su reproducción por partición transversal binaria, lo que hacía inexplicable la fase de crecimiento logarítmico observable en los cultivos, la ausencia de formas en partición y la extraordinaria escasez de bacilos en los cortes histológicos de las lesiones específicas.

No caben dudas en la actualidad que la forma bacilar clásica descrita por Koch es sólo una fase del ciclo completo de las micobacterias; la forma final de un complejo ciclo que puede estacionarse, según las condiciones del medio, en alguna de sus fases intermedias.

Son múltiples los ciclos observados. A veces, durante las primeras 24 horas del cultivo, los bacilos sembrados se descomponen en gránulos de tamaño variable. En algunos preparados se observa que lo primero que se pulveriza es el citoplasma, persistiendo más tiempo las estructuras nucleares, que finalmente también se desmenuzan en polvo granular. Entre el 2do y 5to días van apareciendo, en diversa proporción y cronología, según las cepas, formas filamentosas, formaciones globoides densas rodeadas de una fina membrana y formaciones císticas que se desarrollan a partir de un gránulo ovoide compacto, en cuya zona periférica van apareciendo formaciones de aspecto vacuolar.

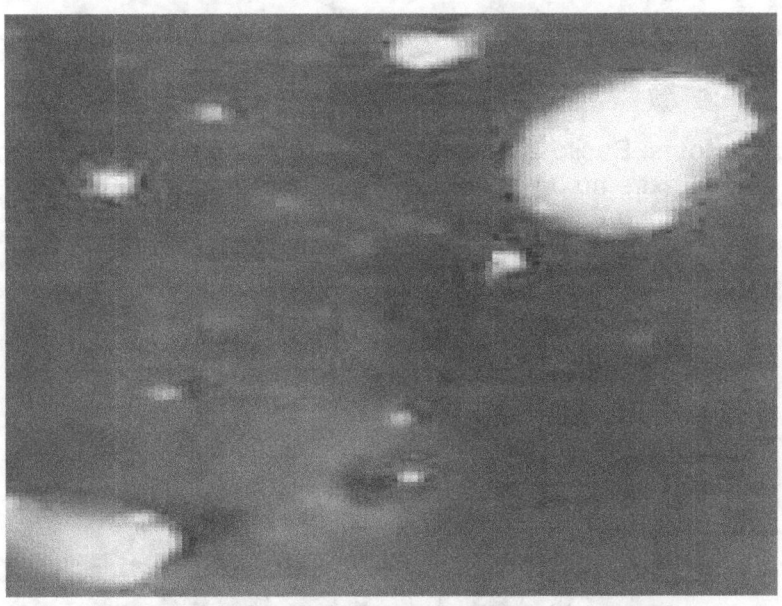

M Tuberculosis. Formaciones extrabacilares granulares redondas y ovoidales (24-48 horas de cultivo)

Hacia el 6to día los cistos se alargan y ordenan longitudinalmente, haciéndose una sustancia interna más transparente al tiempo que la membrana limitante va espesándose y da lugar a la formaciones bacilares, las que aparecen entre el 7mo y 10mo días al mismo tiempo que desaparecen las anteriores.

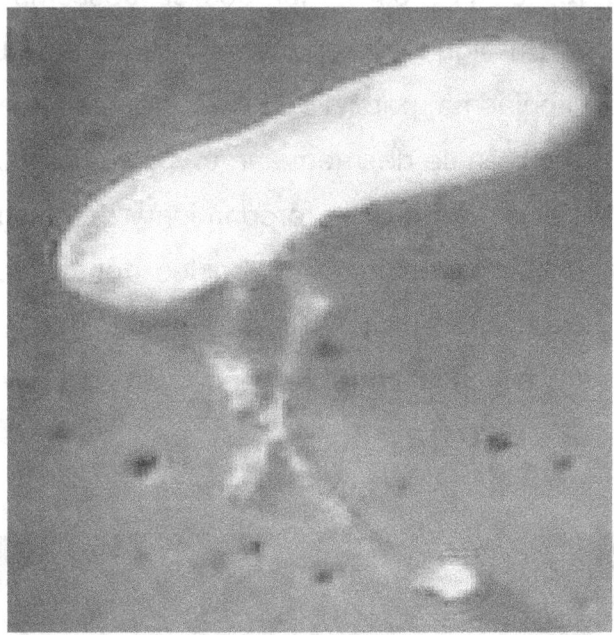

M. tuberculosis. Bacilo emitiendo filamentos, uno de los cuales muestra en su extremo un gránulo extrabacilar (4to día de cultivo)

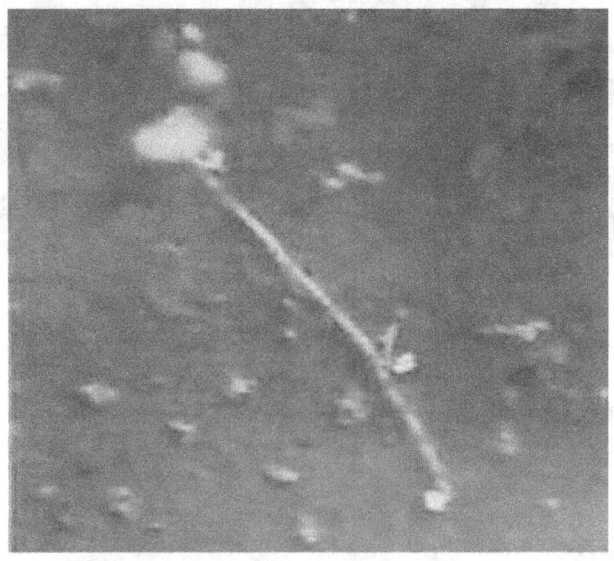

M. Tuberculosis. Gránulo extrabacilar que origina un filamento que asimismo termina en una formación granular más pequeña

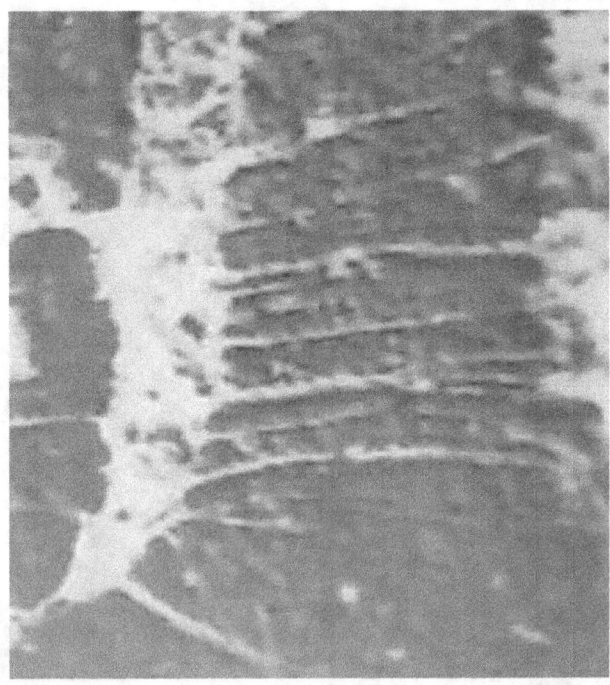

M. Tuberculosis. Proceso de desintegración del bacilo, dando lugar a la formación de múltiples filamentos que se anastomosan con los procedentes de otro bacilo. Se aprecian algunos gránulos extrabacilares

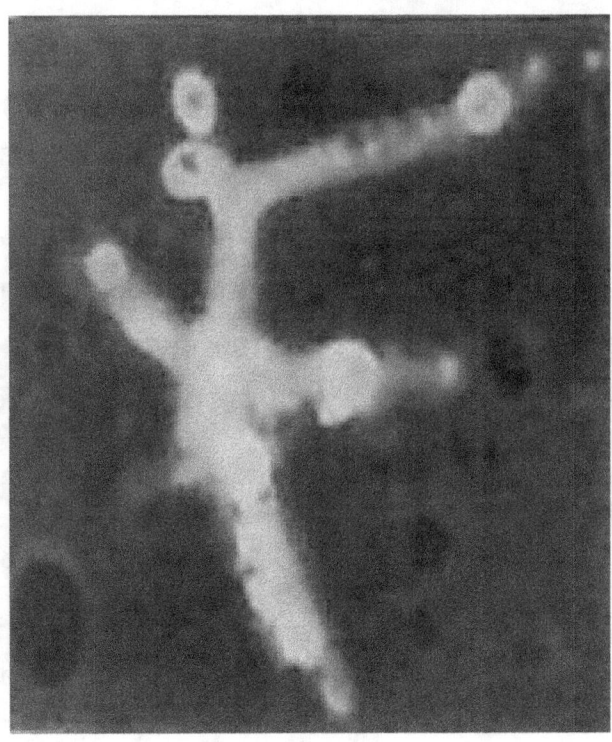

M Tuberculosis. Bacilos mostrando esporas de morfología típica, alguna de las cuales inicia su transformación en cistos.

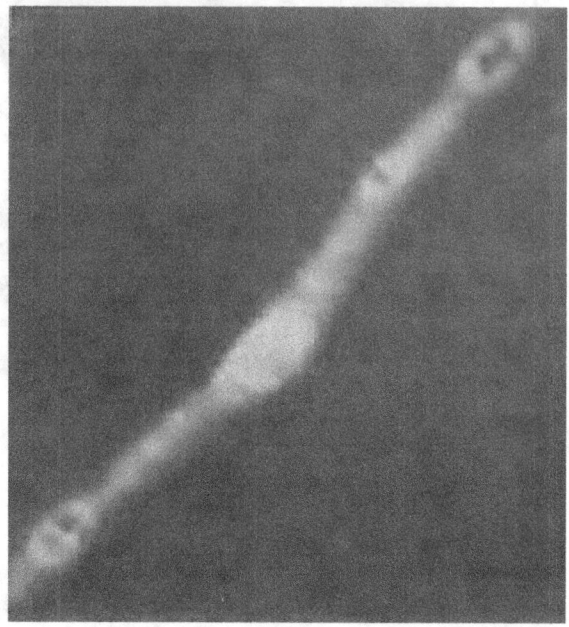

M Tuberculosis. Bacilos mostrando esporas de morfología típica, alguna de las cuales inicia su transformación en cistos.

2.5 - ADAPTACIÓN DEL M. TUBERCULOSIS AL ORGANISMO HUMANO

De convivir tantos miles de años con el hombre, el M. Tuberculosis ha acabado desarrollando importantes mecanismos de adaptación a la especie humana. Estos mecanismos de adaptación podrían diferenciarse en:

a) Adaptabilidad biológica (endógena)

Claros ejemplos de adaptabilidad biológica son todas las características intrínsecas expuestas en el apartado anterior. Pero, además, existen otras muchas más que se pueden encontrar cuando se revisa en profundidad la patogenia de la tuberculosis como se verá más adelante.

Como ejemplos más relevantes se podrían citar los complejos mecanismos que ha desarrollado M. tuberculosis para defenderse de la potente acción bactericida de los macrófagos (inhibición fusión fagosoma-liposoma, elevación del pH liposomal, inhibición de la generación de superóxidos, destrucción H_2O_2, etc.), o los mecanismos de selección de los bacilos con resistencia a fármacos. Al final, defectos genómicos de algunos bacilos han acabado dándole ventaja al mostrarse resistentes a los fármacos cuya diana de ataque estaba en estos defectos.

b)   **Adaptabilidad geográfica (exógena)**

A lo largo de toda su historia M. tuberculosis se ha caracterizado por afectar a las poblaciones más vulnerables. Un buen ejemplo de esta adaptabilidad geográfica es lo que siempre ha ocurrido con la TB y los fenómenos migratorios.

En los siglos XVIII y XIX la tuberculosis ya era epidémica en Europa, pero no en África, Asia y América, donde estaba localizada tan sólo en comunidades aisladas. Los fenómenos migratorios masivos de los europeos, en sus afanes de conquista, llevaron la enfermedad y las mejores condiciones de transmisión (hacinamiento, explotación, debilitamiento de las poblaciones indígenas) a aquellas zonas, haciendo que entonces comenzase allí la onda epidémica que aún hoy están sufriendo. Sólo 2-3 siglos después, los fenómenos migratorios de las últimas décadas está devolviendo a la vieja Europa la tuberculosis que entonces exportaron.

Las situaciones de extrema pobreza de la gran mayoría del planeta están condicionando un movimiento migratorio masivo desde los países más pobres a los más ricos, llevando con ellos toda su carga de pobreza

y enfermedad. En cualquier caso, parece que la historia acaba haciendo justicia una vez más, y así los países pobres le están devolviendo a los países ricos toda la tuberculosis que ellos les llevaron hace 2-3 siglos.

Ambos mecanismos han acabado seleccionando cepas de M. tuberculosis altamente virulentas, que poco a poco se están haciendo prevalentes en extensas zonas del mundo.

3 EPIDEMIOLOGÍA

La situación actual de la tuberculosis en el mundo moderno es un fiel reflejo de las enormes diferencias económicas y sociales que existen entre los distintos países. Así, a pesar de su distribución universal y de su pésima situación epidemiológica, la gran mayoría de los países desarrollados consideran esta enfermedad como superada y han dejado de luchar contra ella. Sin embargo, la tuberculosis es un problema global y no podrá pensarse en su erradicación hasta que no desaparezca de la totalidad de la tierra.

Los países industrializados, que han luchado eficazmente contra la tuberculosis en las últimas décadas, han cometido el error de creer que la lucha contra esta enfermedad se acababa en los límites de sus fronteras y no han ayudado, en la medida que debían, a los países pobres a superar esta enfermedad. En la actualidad, con las migraciones masivas y con la facilidad que existe para realizar viajes, los países industrializados están pagando el duro crédito de asistir a un incremento de sus tasas de tuberculosis debido a la enfermedad que están trayendo los inmigrantes de zonas donde la tuberculosis todavía es endémica.

Paradójicamente el tratamiento de la tuberculosis y las medidas de prevención actuales contra esta enfermedad son muy efectivas y han conseguido controlar la endemia en los países ricos, pero estas medidas son caras y necesitan una estructura sanitaria costosa. Precisamente su alto costo ha impedido el uso correcto en los países pobres, llegando así a perder su efectividad.

Estos elementos, unidos a otros que explican la reemergencia de la enfermedad en pleno Siglo XXI, hacen que la tuberculosis suponga un auténtico problema de salud pública, tanto a nivel nacional como mundial, por lo que merece la pena detenernos a analizar su situación epidemiológica actual, tan importante para comprender correctamente esta enfermedad en su globalidad.

Cuando una enfermedad infecciosa de corta evolución aparece en una población sensible, presenta una onda epidémica en la que las tasas de morbilidad y mortalidad siguen una curva con un ascenso pronunciado y corto, un pico máximo y un descenso más prolongado. La tuberculosis, como enfermedad infecciosa, presenta un fenómeno similar, pero cada segmento de la curva precisa décadas y no semanas. Esta onda epidémica se explica por un proceso de selección natural según el cual los individuos más sensibles son eliminados a lo largo de varias generaciones y los supervivientes se muestran relativamente resistentes, así la epidemia da paso a un patrón endémico. Esta onda epidémica requiere alrededor de 300 años para completar su curso en un área geográfica.

Como se dijo anteriormente, en la segunda mitad del siglo XX, en los países desarrollados, al contrario que en el resto del mundo, se llevaron a cabo programas eficaces de control de la tuberculosis; como consecuencia de este hecho las personas nacidas en los últimos 45-50 años han tenido que soportar muy diferentes riesgos de infección dependiendo de su lugar geográfico de origen y así, si el 80% de los infectados tienen más de 50 años en los países desarrollados, el 75% tienen menos de 50 años en los países en vías de desarrollo.

Este hecho explica por qué los países pobres con alta tasa de incidencia presentan un mayor número de casos entre la población más joven, con una elevada proporción de tuberculosis pulmonar primaria;

mientras que, por el otro lado, en los más avanzados desde el punto de vista socio-sanitario y económico y con menor incidencia de TB, ésta afecta predominantemente a las personas de mayor edad, existiendo una mayor proporción de tuberculosis post-primaria y bajas tasas de enfermedad e infección tuberculosa latente en niños.

No obstante, e independientemente de estas claras diferencias, en el mundo mueren más personas de tuberculosis que de cualquier otra enfermedad infecciosa curable. El 98% de la mortalidad por tuberculosis ocurre en los países en desarrollo.

3.1 – CADENA EPIDEMIOLÓGICA

Al igual que en el resto de las enfermedades infecciosas, la cadena epidemiológica de la tuberculosis necesita de:

a)   Un agente causal que produzca la enfermedad:

En este caso el Mycobacterium tuberculoso, del que ya se ha hablado en detalle en capítulos precedentes, por lo que no profundizaremos mucho en esta ocasión. Solo recalcar que, según el criterio de Yumans el bacilo tuberculoso es un germen oportunista, porque para producir enfermedad se necesita que el huésped tenga algún grado de deterioro de su inmunidad celular.

b)   Un reservorio y fuente de infección:

Los agentes infecciosos se encuentran por lo general desarrollándose en diversos seres vivos (animales u hombres) denominándose reservorios cuando constituyen el medio habitual de vida del microorganismo, es decir, el lugar donde se aloja el microorganismo) y fuente de infección

cuando constituyen un hábitat ocasional a partir del cual pasan inmediatamente al huésped.

El reservorio más importante de la enfermedad tuberculosa es el hombre; bien el sano infectado (es decir, la persona que tiene en su organismo de manera latente el bacilo sin aquejar ningún síntoma o signo externo que lo pueda identificar) o el enfermo (el hombre sano infectado que desarrolla la enfermedad) convirtiéndose de esta forma en fuente de infección.

Aunque el reservorio fundamental de M. tuberculosis es el hombre, no hay que olvidar que el ganado bovino lo es de M. bovis y que la práctica totalidad de los animales (incluyendo monos, perros, gatos, etc) pueden serlo también del complejo M. tuberculosis. Sin embargo, la gran mayoría de estos animales, sobre todo los domésticos, aunque pueden padecer la enfermedad y, por lo tanto, ser reservorio de la misma, prácticamente no tienen capacidad de contagiar, debido a su escaso volumen que les hace ser portadores de una población bacilar reducida.

Sin embargo, el hombre sano infectado reviste una importancia especial. De hecho constituye el reservorio más importante de la enfermedad y uno de los condicionantes fundamentales de la endemia, ya que aunque no contagian (no son fuente de infección) y no tienen ningún síntoma ni signo de enfermedad que los pueda identificar, es capaz de ser portador de bacilos en su interior hasta el momento de su muerte y, por lo tanto, a lo largo de años y décadas pueden pasar a ser enfermo si alguna situación de inmunodeficiencia se produce.

Sólo cuando el hombre sano infectado pasa a ser enfermo es cuando se convierte en fuente de infección. Sin embargo, estos enfermos van a

tener una diferente capacidad infectante según la localización y lo avanzado de la enfermedad.

Las formas más infectantes las constituyen los pacientes bacilíferos con tuberculosis pulmonar que son los que tienen mayor capacidad de eliminar bacilos al exterior (la contagiosidad aumenta cuanto mayor es la presencia o carga de bacilos en la muestra analizada) y, dentro de las mismas, especialmente los enfermos con lesiones cavitadas, sobre todo, aquellos capaces de dar positiva la baciloscopia.

c) **Un mecanismo de transmisión:**

El mecanismo de transmisión más importante y el que causa la casi totalidad de los contagios es la vía aerógena. El hombre enfermo, al hablar, cantar, reír, estornudar y, sobre todo, al toser, elimina una serie de pequeñas microgotas, en forma de aerosoles, conocidas como microgotas de Pflüge, cargadas de micobacterias.

Las microgotas más grandes (> 10 μm), aunque son las que llevan mayor número de micobacterias, debido a su gran peso sedimentan o impactan en la vía aérea superior y, por lo tanto, no son infecciosas; aunque se conoce que en partículas desecadas y adheridas a partículas de polvo constituye un aerosol contaminante durante 8 a 10 días. Otro grupo de microgotas aerosolizadas, con un tamaño de 5-10 μm, alcanzan las vías aéreas más proximales, sin que aquí encuentre el bacilo las condiciones idóneas para su multiplicación. Sin embargo, las microgotas de 1-5 μm, formadas por condensación de las anteriores al perder parte de su contenido en agua, que contienen aproximadamente entre uno y cinco bacilos/microgota, son las realmente infecciosas, al poder llegar y depositarse en la región alveolar. Se considera que debe llegar un mínimo de entre 10 a 200 microgotas para que tenga lugar la

Infección.

Para mantener la endemia tuberculosa, cada enfermo bacilífero debe infectar al menos a 20 personas. De estos 20 infectados, sólo 2 (el 10%), desarrollarán la enfermedad y sólo uno de ellos (el 50%) será bacilífero y por lo tanto el paciente contagioso inicial habrá producido otro que mantiene la endemia. Así pues, si un enfermo infecta a menos de 20 pacientes, se produce un declive natural de la enfermedad.

La zona de llegada preferente es, lógicamente, la zona mejor ventilada del pulmón, o sea, la región sub-pleural del lóbulo inferior. Es en esta parte distal del pulmón donde M. tuberculosis encuentra las condiciones ideales para multiplicarse (elevada tensión de oxígeno).

No obstante, a pesar de la importancia de la vía aerógena, existen otros infrecuentes mecanismos de transmisión como son: Vía digestiva: a través del ganado vacuno infectado por M. bovis, contagiando al hombre a través de los linfáticos faríngeos o intestinales. Esta vía también adquiere un papel primordial en la infección por el complejo M. avium en el paciente con SIDA. La pasteurización de la leche ha disminuido considerablemente esta posibilidad de contagio. Vía urogenital: a través de la orina y de transmisión sexual, la Vía cutáneo-mucosa, también la transmisión puede efectuarse por inoculación y, en último caso; pero que no podemos olvidar en la tuberculosis infantil, la Vía transplacentaria (200-300 casos descritos), sobre todo en casos de madres con tuberculosis miliar y donde el bacilo acaba atravesando el filtro de la placenta. Esta vía es la que determina la denominada Tuberculosis congénita.

De forma general, podemos afirmar que el potencial de infectividad de un enfermo depende de los siguientes factores:

1) **Grado de extensión de la enfermedad**, considerándose altamente contagiosos los enfermos con baciloscopia positiva y los portadores de radiografía con lesiones cavitarias.

2) **Severidad y frecuencia de la tos**, siendo más contagioso el enfermo cuanto más tose, pues genera microgotas más pequeñas.

3) **Carácter y volumen de las secreciones**. A menudo un esputo poco viscoso puede ser el vehículo ideal como aerosol y por lo tanto resultar más patógeno.

4) **Uso de quimioterapia antituberculosa**, siendo 50 veces menos infectantes los pacientes que la reciben. A efectos prácticos se admite que el enfermo deja de contagiar cuando lleva 2 semanas de tratamiento, aunque no se puede confirmar con seguridad hasta que las baciloscopias sean negativas.

5) **Características de la exposición**, que vienen condicionadas por los siguientes factores:
   - concentración de bacilos en la atmósfera, siendo el máximo exponente las habitaciones pequeñas y cerradas donde pasa muchas horas un paciente con TB con baciloscopia positiva
   - ventilación de la habitación, de tal forma que a mayor ventilación menor probabilidad de que existan micobacterias viables en el ambiente
   - grado de contacto y cercanía del contacto al enfermo con TB, existiendo mayor riesgo en contactos íntimos y prolongados.

d) **Huésped susceptible de enfermar**

La susceptibilidad del huésped está condicionada por el estado de sus mecanismos de resistencia inespecíficos y específicos (inmunidad). La edad más vulnerable para enfermar son los niños menores de 5 años y los adultos mayores de 65-70 años. Entre los 6 y los 14 años hay menor predisposición a enfermar (hecho constatado epidemiológicamente en

todas las zonas del mundo sin que aún se conozcan sus causas). También parece que los hombres son algo más propensos que las mujeres a enfermar, pero posiblemente este hecho pueda estar influenciado por los hábitos sociales de cada sexo.

De igual forma, no todas las personas poseen igual riesgo para desarrollar la tuberculosis. Una vez adquirida la infección tuberculosa existen una serie de circunstancias que facilitan el desarrollo de la enfermedad y que se denominan factores de riesgo, guardando relación con el estado de inmunidad del huésped, los que incrementan hasta 1.000 veces la posibilidad de padecer la enfermedad con respecto a la probabilidad que puede tener una persona normal.

Factores de Riesgo de Tuberculosis (riesgo relativo comparado con población normal)	
Infección por VIH	50-100
Cortocircuito yeyuno-ileal	27-63
Neoplasias sólidas	1-36
Silicosis	8-34
Neoplasia de cabeza y cuello	16
Hemodiálisis	10-15
Neoplasias hematológicas	4-15
Lesiones fibróticas	2-14
Fármacos inmunosupresores	2-12
Hemofilia	9
Gastrectomía	5
Bajo peso corporal	2-4
Diabetes mellitus	2-4
Fumadores importantes	2-4
Población normal	1

3.2 – SEGUIMIENTO EPIDEMIOLÓGICO

Para cuantificar la magnitud y evolución temporal de la enfermedad tuberculosa en una comunidad se pueden utilizar tres parámetros: mortalidad, morbilidad e infección.

a) **Mortalidad:**

En materia de tuberculosis este parámetro actualmente no es un indicador fiable para seguir la evolución de la endemia, ya que los enfermos escasamente mueren por la enfermedad y sí por sus complicaciones y secuelas.

El inicio de la quimioterapia antituberculosa masiva rápidamente disminuye la mortalidad, aunque no asegura una buena evolución de la endemia. Para esto es necesario arbitrar los mecanismos que aseguren que el tratamiento es tomado en su totalidad y se consigue la curación de la gran mayoría de los enfermos. Tratar (depende de buenos esquemas terapéuticos) y curar (depende de asegurar el cumplimiento del tratamiento), no es lo mismo.

b) **Morbilidad:**

La enfermedad tuberculosa tan solo puede ser cuantificada correctamente por los parámetros de morbilidad.

La mejor forma de evaluar la tendencia de la enfermedad es el seguimiento de los casos detectados en la comunidad anualmente (incidencia de la enfermedad), así como el número acumulado de casos (prevalencia) expresados en número de casos por 100.000 habitantes.

Sin embargo, estos parámetros dependen de las notificaciones y, por lo tanto, del sistema de información que se maneje y de la declaración de casos por parte de los profesionales que diagnostican la enfermedad.

Como el diagnóstico en el nivel periférico debe basarse en la baciloscopia, el parámetro más adecuado para seguir la evolución de la endemia es el número de casos e incidencia anual de los enfermos portadores de baciloscopia positiva.

c) **Infección:**

La infección tuberculosa refleja el pasado y el presente de la endemia tuberculosa en una zona y permite pronosticar el futuro al detectar a los infectados (reservorio endógeno de la enfermedad).

Los parámetros de la infección más interesantes de conocer son la incidencia o tasa anual de infección y la prevalencia de infectados. El primero de ellos se ha calculado a través del denominado riesgo anual de infección (RAI), que expresa el porcentaje de la población que será´ infectada o reinfectada en el transcurso de un año.

Sin embargo, son muchos los condicionantes que influyen en la realización y resultados del RAI. Por ello, los datos obtenidos de este parámetro deben ser evaluados con mucha cautela, y es mucho más válido observar la tendencia del mismo en diferentes periodos.

Requiere de un Programa Nacional para el Control de la Tuberculosis que funcione adecuadamente y se lleven ya varios años con datos fidedignos sobre la incidencia de enfermos, la tasa de curación y abandono de casos, y sobre determinados parámetros básicos de la detección de casos.

3.3   CAUSAS DEL ALZA DE LA TUBERCULOSIS.

La pobreza y la creciente desigualdad en el reparto de las riquezas han sido siempre los aliados históricos de la tuberculosis, y siguen siendo en la actualidad los principales condicionantes de la pésima situación que existe a nivel mundial. En los últimos años el azote de la gran pandemia del SIDA está influyendo de tal forma sobre la situación de la tuberculosis, que está haciendo fracasar los ya deficitarios servicios de salud en muchos lugares del mundo.

Estos tres grandes aliados: **pobreza**, **VIH** y **M. tuberculosis**, unidos al crecimiento descontrolado de la población en las zonas más pobres y los masivos fenómenos migratorios, caminan hoy juntos y seguros como jinetes de la Apocalipsis por las partes más pobres y vulnerables del planeta, lo que asegura, de hecho, sus nefastas consecuencias en el presente y el futuro de la especie humana, con la certidumbre de que, si no se toman medidas inmediatas, esta situación va a continuar empeorando en las próximas décadas.

a)   SITUACIÓN SOCIO-ECONÓMICA:

Las mejoras de las condiciones de vida que hace ya más de 150 años comenzaron a experimentar los países desarrollados, aún no se ha conseguido en la gran mayoría de las naciones más pobres. En estos casos, no solo no se está produciendo una autoeliminación espontánea, sino que la situación de extrema pobreza sigue siendo el principal aliado que sigue teniendo la tuberculosis en extensas zonas del mundo.

Sin embargo, este condicionante económico no sólo afecta a las naciones más pobres, sino también a los segmentos menos favoreci-

dos de los países más ricos.

Estudios llevados a cabo en Estados Unidos, Canadá y Europa Occidental han demostrado claramente que las tasas de tuberculosis se incrementan claramente en las familias donde la renta per cápita es más baja, multiplicándose notablemente en el segmento de la población que se sitúa por debajo del dintel de pobreza para esos países.

Esta relación entre nivel socio-económico en los países ricos y tuberculosis da muestras de la extrema sensibilidad que tiene la enfermedad como parámetro de desarrollo y situación de desigualdad y pobreza.

Analizado detenidamente este punto, podría resultar fácil poder elaborar predicciones acerca del futuro de la tuberculosis en el mundo para las próximas décadas. Tan sólo escuchando el informe anual de la Organización de las Naciones Unidas (ONU) sobre la situación de la distribución de la riqueza en el mundo, que cada año resalta que la franja económica entre los más ricos y los más pobres sigue incrementándose, es suficiente para asegurar el caminar de la endemia en el futuro.

b) **LA INFECCIÓN POR EL VIH:**

Actualmente, no existe ninguna duda de que la súbita presencia de la infección por el Virus de la inmunodeficiencia humana (VIH) ha complicado de forma importante el problema mundial del control de la tuberculosis, y de nuevo la situación vuelve a ser completamente diferente entre el grupo de países ricos y pobres del planeta.

En realidad, si se hubiese diseñado un microorganismo que fuese capaz de comportarse como un auténtico amigo del M. tuberculosis, no hubiese salido tan perfecto como el VIH, capaz de atacar selectivamente, bien matándolas o alterándolas en su función, a aquellas células de nuestro sistema inmune que nos defienden de la agresión del bacilo de Koch.

En la actualidad es ya bien aceptado que la más vieja endemia que afecta a la humanidad (la producida por la TB), y la más reciente pandemia instaurada en la especie humana (la producida por el VIH), están uniendo de tal forma sus efectos patógenos que ya son la primera causa de muerte en extensas zonas del mundo, estimándose que importantes regiones de los países más pobres del planeta van a quedar literalmente desiertas de población joven en las próximas décadas por la asociación mortal de estos dos patógenos.

c)   **FENÓMENOS MIGRATORIOS:**

Los países industrializados, que han luchado de forma eficaz contra la tuberculosis en las últimas décadas, inicialmente cometieron el error de creer que la lucha contra esta enfermedad se acababa en los límites de sus fronteras y no ayudaron, en la medida que debían, a los países pobres a superar esta enfermedad.

En la actualidad, con las migraciones masivas motivadas por la situación de extrema pobreza que padece una gran mayoría del planeta, y con la facilidad que existe para realizar viajes, los países industrializados están pagando el duro crédito de asistir a un incremento de sus tasas de tuberculosis, debido a la enfermedad que le están trayendo los inmigrantes de zonas donde la tuberculosis todavía es endémica.

Los inmigrantes reproducen en el país de destino la misma situación endémica que tienen en sus países de origen y esta situación la mantienen aun dos y tres generaciones después de haberse establecido en el nuevo país, ya que aquí tienden a vivir en comunidades relativamente cerradas, con su misma gente, sus mismos valores culturales y muy parecidas condiciones de vida. Además, la gran mayoría de ellos viven en una situación de mayor o menor marginalidad, con lo que ello conlleva de dificultad en el acceso al sistema sanitario y a la posible detección y tratamiento de casos.

La influencia de la inmigración ha sido uno de los condicionantes fundamentales que ha hecho que las tasas de tuberculosis no disminuyan, o incluso aumenten, en la última década en la gran mayoría de los países desarrollados.

En muchos de ellos, el número de casos de tuberculosis detectados en los nacidos en el país ha sido inferior a los casos de enfermedad encontrados en los que habían nacido fuera, por lo que se ha acabado convirtiendo en el principal problema que este grupo de naciones tienen para controlar sus bajas tasas de TB.

Otro fenómeno que es necesario tener en cuenta en este apartado es el de las migraciones masivas que se dan, internamente, dentro de los países pobres o con recursos medios. Estas migraciones internas se han incrementado también notablemente en las últimas décadas, motivadas por causas como sequías, hambrunas, inseguridad, guerrillas, terrorismo, etc.

Esto ha condicionado que la gran mayoría de estos países con recursos limitados estén cambiando, de forma demasiado rápida, las características de su población, pasando de ser eminentemente rural a

predominantemente urbana. Cuando estas migraciones internas masivas se producen, llegan a la gran urbe para formar asentamientos, sin las mínimas condiciones de salubridad y con un grado de hacinamiento y pobreza que vuelve a beneficiar la transmisión del M. tuberculosis.

d)   CRECIMIENTO DEMOGRÁFICO DE LA POBLACIÓN:

Este es otro de los factores que está condicionando un incremento del número absoluto de casos en las zonas más pobres del planeta. El mayor crecimiento demográfico en los países más pobres condiciona, de nuevo, mayores situaciones de hacinamiento y pobreza, lo que facilita la transmisión y el aumento de casos. Se estima que la población mundial se duplicará en los próximos años, siempre a expensas, fundamentalmente, de los países más pobres.

Si se analizan las predicciones de la OMS para África a lo largo de la década de 1990 al 2000, una parte de los nuevos casos de tuberculosis que fueron estimados son imputables a este crecimiento demográfico. Además, este factor adquiere aun más importancia si se observa que una de las características que tienen en común los 23 países que soportan el 80% de la carga de casos de tuberculosis a nivel mundial es la de ser países muy poblados y la gran mayoría de ellos con escasos recursos económicos.

3.4 MEDIDAS PARA DISMINUIR LA ENDEMIA DE TUBERCULOSIS:

La curación de casos constituye, junto con la detección precoz de los enfermos, las bases fundamentales para el control de la tuberculosis en la comunidad.

Lamentablemente, estas simples medidas, aunque incluidas en la Estrategia DOTS (Tratamiento directamente observado y supervisado) propuesta por la Organización Mundial de la Salud, han sido desigualmente aplicadas en las distintas zonas del mundo pues dependen del primero y más fundamental de sus componentes: la voluntad política de los Gobiernos para acabar con la enfermedad.

Pilares de la estrategia D.O.T.S.
1. Voluntad política de los gobiernos para resolver el problema de la TB. 2. Diagnóstico por baciloscopia accesible a toda la población. 3. Tratamiento directamente supervisado (al menos en la primera fase) 4. Abastecimiento seguro y regular de fármacos. 5. Disposición de un adecuado sistema de registro e información.

Es conocido que las mejoras en las condiciones socio-económicas representa, por sí solo, una disminución de entre un 4-6% del riesgo de infección; lo que unido a la aplicación de una quimioterapia adecuada, garantiza un aumento de forma adicional de entre un 7-9% de las posibilidades de disminuir la endemia tuberculosa.

a) MEJORAS EN LAS CONDICIONES SOCIO-ECONÓMICAS:

La mortalidad por tuberculosis viene descendiendo en los países desarrollados, de una forma constante, desde finales del siglo XVIII, casi un siglo antes de que se razonase que la TB era una enfermedad

infecto-contagiosa y de que se descubriese su agente causal. Por lo tanto, esta enfermedad había comenzado a controlarse en los países más ricos sin que se ejecutara ninguna medida específica de control.

Las mejoras en las condiciones socio-económicas que estaban experimentando los países desarrollados desde mediados del siglo

XVIII ya habían comenzado a efectuar un ligero control de la enfermedad, con un decrecer mantenido en las tasas de mortalidad y enfermedad.

Ahora es aceptado que una vez alcanzado un nivel de desarrollo óptimo en un país, la consiguiente disminución del hacinamiento y las condiciones de pobreza tienen un impacto importante sobre la endemia de tuberculosis. Al disminuir el hacinamiento, cada fuente transmisora no consigue provocar el número suficiente de infectados para asegurar un nuevo enfermo bacilífero. (Para ello, cada caso de TB necesitaría infectar a unas 20 personas, de las que el 10% [dos enfermos] acabarían enfermando, la mitad de ellos con baciloscopia positiva y la otra mitad con baciloscopia negativa.

Es por ello que el simple hecho de que, con el progreso, disminuya el número de personas que viven en una casa es un condicionante muy importante de la endemia. Además, la pobreza extrema condiciona desnutrición, que siempre ha sido aceptada como un factor de riesgo individual de padecer la enfermedad.

Por ello, se ha calculado que la mejora de las condiciones socio-económicas acaba produciendo un declive mantenido del riesgo de infección de un 4-6% anual. De esta forma, se ha admitido que la tuberculosis podría tender a desaparecer aún sin ninguna actuación médica (autoeliminación espontánea), tan sólo con conseguir un adecuado nivel de vida.

b)   **QUIMIOTERAPIA ADECUADA:**

Tras el descubrimiento de la Estreptomicina en 1943, y la aparición subsiguiente de otros fármacos como el ácido para-amino salicílico (PAS) y la isoniacida (H), surgió el razonamiento científico que permitió alcanzar una pauta terapéutica que, por primera vez a lo largo de toda la historia, podía curar la tuberculosis y hacía pensar en que ayudaría decisivamente a controlarla en la comunidad.

La evolución de la mortalidad por tuberculosis en los países desarrollados, permite apreciar que la tendencia decreciente constante que habían adquirido los países ricos desde finales del siglo XVIII, se acelera notablemente a partir de la década de los años 50 del siglo XX, coincidiendo con la aplicación de efectivos esquemas de tratamiento.

En este sentido, es necesario destacar que ninguna de las medidas de control ha conseguido modificar tanto el declive natural de la tuberculosis como la moderna quimioterapia que, aplicada adecuadamente, consigue acelerar este ritmo de descenso en un 7-9%.

Definitivamente, la quimioterapia es la única medida que de seguro logra cortar la cadena de transmisión, al conseguir que el caso contagioso se cure y deje de transmitir. Sin embargo, un buen tratamiento puede conseguir poco si no se asegura que se tome completo y así garantizar la curación.

Los largos tratamientos requeridos para conseguir curar la tuberculosis hacen hoy de este seguimiento la gran batalla a ganar si se desea obtener este impacto sobre la endemia.

c) **QUIMIOPROFILAXIS A INFESTADOS CON ALTO RIESGO DE PADECER LA ENFERMEDAD:**

Esta medida, a pesar de que ha sido considerada como fundamental para intentar eliminar la tuberculosis en muchos países, ha tenido un impacto muy limitado en los países que la han aplicado masivamente.

La efectividad operacional de esta medida depende de tres importantes factores:

- El grupo de riesgo seleccionado para administrar el tratamiento preventivo
- La eficacia de la pauta empleada
- La adherencia a la terapéutica.

El primero y, sobre todo, el último aspecto (la adherencia) condicionan enormemente los resultados de esta medida. Es por ello que previo a decidirse a aplicar esta medida en la comunidad, se deberían garantizar los mecanismos para asegurar su cumplimiento. Además, sus efectos nunca pueden equipararse a los de la quimioterapia, ya que mientras ésta ataca directamente a las fuentes de infección, la quimioprofilaxis sólo actúa sobre el reservorio (muchos de ellos, por evolución natural, no van a padecer la enfermedad).

Quizás por ello, a esta medida sólo se le han atribuido descensos posibles de la endemia muy limitados, probablemente inferiores al 1% anual.

Sin embargo, en países con baja prevalencia de TB y un Programa nacional de control de la enfermedad efectivo y coordinado, la aplicación de la quimioprofilaxis reporta entre un 80-90% de efectividad, fundamentalmente en niños.

Reportes de estudios al respecto indican un riesgo 60 veces mayor de adquirir la tuberculosis en niños que no hayan recibido quimioprofilaxis con respecto a los que la recibieron (84).

d)   VACUNACIÓN CON B.C.G:

A pesar de que la medida ideal para conseguir la erradicación de una enfermedad infecciosa es la aplicación masiva de una vacuna, la escasa eficacia y efectividad evidenciada por la vacuna BCG en extensas zonas del mundo han hecho que su impacto sobre la epidemiología de la tuberculosis haya sido prácticamente nulo.

De hecho, la BCG no protege contra la infección tuberculosa, sino evita la aparición de formas graves de la enfermedad; pero aún cuando lo hiciera, es decir, en el caso de que protegiera en casos concretos de padecer tuberculosis, lo estaría haciendo, fundamentalmente, sobre la población menor de 5 años, grupo etario que prácticamente no contagia la enfermedad (el 95% son baciloscopia negativa).

2da PARTE

La respuesta del organismo humano frente al ataque del bacilo de Koch

- **Inmunopatogenia de la tuberculosis**
- **Manifestaciones clínicas**

Todo infectado es un enfermo en potencia y hace que el estado de mayor protección frente al M. tuberculosis sea el de la persona que nunca se ha infectado.

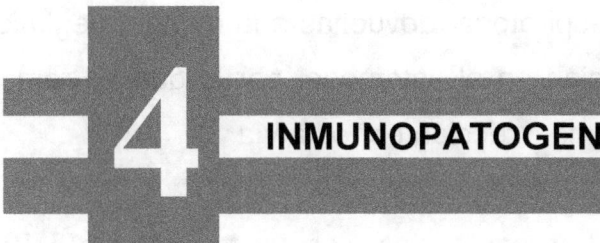

4 INMUNOPATOGENIA

La tuberculosis es el paradigma de la interacción entre un agente exógeno y la respuesta inmunitaria del huésped. De forma didáctica los mecanismos por los cuales se defiende la especie humana de la agresión de M. tuberculosis podrían diferenciarse en dos grandes grupos, los **mecanismos endógenos**, que sería analizar nuestro sistema inmune y cómo se ha ido adaptando a la agresión del bacilo; y los **mecanismos de defensa exógenos** desarrollados por la inteligencia del hombre para luchar contra el bacilo, entre los que habría que destacar los tratamientos y otras medidas de control.

4.1 MECANISMOS DEFENSIVOS ENDÓGENOS:

Como se explicó en el capítulo anterior, el mecanismo de transmisión más importante y el que causa la casi totalidad de los contagios en la tuberculosis es la vía aerógena.

El hombre enfermo, al hablar, cantar, reír, estornudar y, sobre todo, al toser, elimina una serie de pequeñas microgotas, en forma de aerosoles, cargadas de micobacterias que, potencialmente, pueden ser inhaladas por un sujeto próximo. Las microgotas más grandes (>10 μm), aunque son las que llevan mayor número de micobacterias, debido a su gran peso sedimentan o impactan en la vía aérea superior y, por lo tanto, no son infecciosas.

Lo que sucede es que gran parte de estas microgotas infectantes, que aspira una persona en contacto con una fuente de infección, son detenidas en la mucosa respiratoria, devueltas a la faringe, deglutidas y destruidas en alta proporción en el estómago, por lo que es remota la posibilidad de que ocurra una infección por esta vía.

Otro grupo de microgotas aerosolizadas, con un tamaño de 5-10 μm, alcanzan las vías aéreas más proximales, sin que aquí encuentre el bacilo las condiciones idóneas para su multiplicación, y acaban siendo expulsadas por el sistema muco-ciliar.

Por lo tanto, la primera barrera defensiva la constituye la propia vía aérea superior que trabaja más bien como una barrera física muy importante para impedir que las microgotas más cargadas de bacilos lleguen al alvéolo.

Sin embargo, las microgotas de 1-5 μm (formadas por condensación de las anteriores al perder parte de su contenido en agua), que contienen aproximadamente entre 1 y 5 bacilos/microgota, son las realmente infecciosas, al poder burlar la barrera muco-ciliar, llegar y depositarse en la región alveolar. (Se considera que deben llegar un mínimo de 10 a 200 microgotas para que tenga lugar la infección).

La zona de llegada preferente es, lógicamente, la zona mejor ventilada del pulmón, o sea, la región sub-pleural del lóbulo inferior. Es en esta parte distal del pulmón donde M. tuberculosis encuentra las condiciones ideales para multiplicarse (elevada tensión de oxígeno).

Cuando M. tuberculosis llega al alveolo, allí se encuentra con el macrófago alveolar, especie de soldado de infantería, potente pero no cualificado, encargado de responder a todas las agresiones que llegan a la parte distal del pulmón. En múltiples ocasiones este macrófago alveolar inespecífico es tan potente que va a acabar venciendo a todos los bacilos llegados en la inhalación sucesiva de microgotas. No va a tener que recurrir a otras células de nuestra defensa más específica para la lucha contra M. tuberculosis y, por lo tanto, no quedará memoria de esta agresión. Se trataría de los sujetos que se exponen pero no se infectan, población que en la práctica es indistinguible de la no expuesta.

Esta situación explicaría los convivientes de casos con tuberculosis que no se infectan. Estas personas son portadores de unos macrófagos alveolares inespecíficos muy activos, que van a vencer la batalla en el mismo primer asalto, formando un grupo muy numeroso de personas resistentes naturales a infectarse por el M. tuberculosis.

Esta resistencia natural se va seleccionando a lo largo de los años de endemia de las diferentes poblaciones, por un proceso selectivo y permanente de los más fuertes. Esto explicaría el por qué las poblaciones europeas, cuya última onda epidémica de tuberculosis comenzó hace 3-4 siglos, tienen un porcentaje muy superior de resistentes naturales que las poblaciones americanas, cuya onda epidémica comenzó solo hace 2 siglos, o que algunas poblaciones indígenas, con una endemia de menos de un siglo.

En la zona de inoculación pulmonar, los macrófagos alveolares actúan destruyendo los bacilos como expresión de un mecanismo inespecífico para la eliminación de una partícula extraña. Sin embargo, el macrófago de una persona que nunca ha sufrido una infección por el bacilo de la tuberculosis, tiene escasa capacidad bacteriolítica contra el bacilo de Koch el cual puede entonces multiplicarse sin problemas por 2 ó 3 semanas en forma logarítmica. También se plantea que la presencia de bacterias individuales más virulentas que otras, podría explicar el hecho de que algunas puedan sobrevivir a este ataque de los macrófagos y multiplicarse en su interior.

La bacteria, por tanto, no quedaría inactivada del todo y se multiplica en el interior de esta célula para dar lugar a un foco infeccioso que puede contener entre 1000 y 10 000 bacilos; algunos de ellos atraviesan la barrera de la pared alveolar y son drenados hasta los ganglios cercanos.

Cuando en la primera batalla entre M. tuberculosis y el macrófago alveolar vence el primero y es capaz de liberarse para seguir su multiplicación, el macrófago alveolar lanza una señal de alarma y llama a la batalla a elementos más específicos y entrenados para esta lucha. Este papel le corresponde a los linfocitos T (sub-población CD4) y a los macrófagos activados.

Es posible que, en los procesos de citodiéresis, escapen algunas proteínas bacilares (citoplasmáticas y de excreción). Esos antígenos, mediante un proceso de pinocitosis y transporte intra-citoplasmático son presentados por el macrófago a los linfocitos T, los cuales como respuesta a este estímulo antigénico, formarán sub-poblaciones celulares con la capacidad para cumplir diversas funciones destinadas a destruir este agente patógeno específico.

Los antígenos que se liberan durante la multiplicación bacilar serían capaces de inducir una respuesta inmune, caracterizada por el desarrollo de sub-poblaciones de linfocitos CD-4 con capacidad para determinar una respuesta rápida y la formación de granulomas por acumulación celular.

En este momento los bacilos están siendo transportados por los propios macrófagos a los ganglios regionales donde se produce la respuesta inmunitaria mediada fundamentalmente por los linfocitos T (inmunidad celular).

El tiempo que transcurre desde la entrada del bacilo al organismo hasta que se establece la respuesta inmunitaria es el período de incubación que oscila entre 6 a 8 semanas.

Hay que tener en cuenta que cuando estas armas específicas acuden al campo de batalla es porque ésta ha sido tan importante que siempre quedará una memoria de la misma, desencadenándose una serie de respuestas tisulares e inmunológicas conocidas como: **primoinfección tuberculosa** y el sujeto infectado siempre guardará una memoria de este ataque, expresado en su reacción a la prueba de la tuberculina.

En la mayor parte de los casos, durante este periodo, se produce un control inmunológico de la infección debido a dos mecanismos fundamentales, la inmunidad mediada por células y la reacción de hipersensibilidad retardada. Esto circunscribe la infección y origina una creciente capacidad celular para destruir los bacilos cuya consecuencia, desde el punto de vista bacteriológico, es que cesa abruptamente la curva de crecimiento micobacteriano, tanto en sujetos susceptibles como en resistentes.

La respuesta celular mediada por células no es responsable de esta detención de la infección ya que los sujetos susceptibles tienen una débil respuesta celular y los resistentes no han desarrollado todavía la respuesta inmune efectiva. La hipersensibilidad retardada es la que produce una destrucción de los macrófagos que contienen bacilos, formando un foco de necrosis caseosa.

No obstante, puede ocurrir que antes del desarrollo de la respuesta inmunitaria celular se produzca una diseminación vía linfo-hematógena hasta los ganglios regionales paratraqueales o mediastínicos dando lugar al llamado complejo bipolar (foco pulmonar y adenopatías), también llamado complejo primario, formado por el chancro de inoculación o nódulo de Gohn, la linfangitis regional y la adenopatía satélite, y a la siembra de bacilos en diversos tejidos: segmentos apicales pulmonares, riñones, hígado, vértebras, epífisis de huesos largos etc que, por lo general, suelen controlarse localmente y no tienen trascendencia clínica; pero que pueden condicionar la evolución ulterior a enfermedad progresiva tras períodos largos de latencia.

Afortunadamente, en la mayoría de los casos de infección tuberculosa, hay una destrucción rápida de bacilos y no se produce enfermedad, el único indicio residual es la positividad de la PPD.

En estos primeros focos de infección pulmonar y ganglionar, los linfocitos sensibilizados actúan por los mediadores químicos, las linfoquinas, que activan los macrófagos atraen los monocitos y estimulan su transformación en células con capacidad citolítica. Esta sub-población está en activa multiplicación y tiene corta vida: su número tiende a disminuir en igual medida en que disminuyen los antígenos que escapan durante la multiplicación bacilar.

Afortunadamente, la lesión creada por la reacción inmunitaria queda fibrosa. Los bacilos aprisionados en estos tubérculos, que secundariamente pueden calcificarse, degeneran progresivamente, aunque pueden persistir un centenar o millar de bacilos en estado latente, al menos durante 15 ó 20 años.

En los casos en que se produce diseminación linfo-hematógena, el patrón de la enfermedad depende de la susceptibilidad del huésped y de la cantidad de bacilos infectantes:

1. **Diseminación Linfo-hematógena oculta:** puede no manifestarse nunca enfermedad o puede inicialmente ser oculta pero aparecer al cabo de meses o años como una reactivación del foco de infección: tuberculosis pulmonar, ósea, renal.

2. **Formas graves**: también denominadas como "formas tifoídicas" diseminadas con afectación de piel, coroides, hepato-esplenomegalia y linfadenopatías generalizadas. Estas formas son raras.

3. **Otras formas graves:** Tuberculosis miliar y meningitis que son más prevalentes en niños.

Hoy se conoce que en las 2-10 semanas posteriores a la infección se pone en marcha una respuesta inmunológica celular desencadenada por los antígenos de la membrana y del citoplasma del M Tuberculosis. Así, los componentes proteicos y peptídicos son responsables del estímulo de la respuesta inmune celular y de las reacciones de hipersensibilidad retardada. Algunos componentes polisacáridos, como arabinomananos, aunque son capaces de inducir una respuesta humoral, poseen propiedades inmunosupresoras. Por su parte, algunos glicolípidos ("Cord factor" o sulfolípidos, por ejemplo) modifican las funciones macrofágicas (Cord factor es un potente quimio-atractante e induce la formación de granulomas, mientras los sulfolípidos inhiben la fusión fagosoma-lisosoma).

Los macrófagos reconocen y procesan dichos antígenos y los muestran a los linfocitos T para que estimulen, mediante liberación de linfocinas, la transformación de un gran número de macrófagos en células que están altamente especializadas en la lucha contra las micobacteriase (células epiteliales y gigantes de Langhans).

A partir de este nuevo momento de la batalla pueden darse dos situaciones: que ganen nuestras defensas, produciéndose una infección asintomática y dejando un sujeto más para integrar el enorme reservorio de sanos infectados que existen en el mundo, o bien, que gane el M. tuberculosis y se produzca la enfermedad tuberculosa, en lo que se denominaría: **Tuberculosis primaria**.

Sin embargo, recordar que cuando ganan nuestras defensas y se produce el estado de infección asintomática no es a expensas de la muerte total de todos los bacilos, sino a que la gran mayoría de estos, al verse en inferioridad, entran en un estado de latencia en el que pueden permanecer el resto de la vida del sujeto infectado. Y se mantendrán así, latentes, esperando que el sujeto al que infectan pueda debilitarse con el paso de los años y ellos poder volver a atacar e intentar ganar la batalla meses o años después, en lo que se denominaría **Tuberculosis post-primaria, secundaria o de reactivación**.

Por razones todavía no totalmente conocidas, donde el sistema inmunitario tiene más fracaso es en el control de los focos de infección situados en los vértices de los pulmones. La tensión local de oxígeno, una vez y media o dos más elevada que en el resto de los pulmones, podría explicar este fenómeno.

En efecto, una aportación mayor de oxígeno podría, a causa de su toxicidad, frenar la acción de los monocitos y de los linfocitos; éstos entonces penetrarían probablemente con más dificultad en estas zonas donde la vascularización es menor.

Aunque en el seno del foco caseoso pueden persistir los bacilos tuberculosos durante años, estos bacilos no pueden reproducirse debido a la acidosis, la falta de oxígeno y la presencia de ácidos grasos inhibitorios.

Los principales factores que influyen en la reacción de hipersensibilidad retardada son los linfocitos T citotóxicos, aunque otros factores como citocinas (TNF-α), especies reactivas de oxígeno y óxido nitroso pueden jugar un papel esencial.

Así pues, esta necrosis inicial es beneficiosa para el control de la infección. Sin embargo, la hipersensibilidad retardada debe ser "reforzada" por la inmunidad mediada por células, ya que los animales susceptibles, que poseen una respuesta inmune poco potente además de no controlar la infección, presentan granulomas con más necrosis, probablemente debido a proteínas micobacterianas.

Los animales resistentes, igual que los pacientes inmunocompetentes, evitan la salida de los bacilos del foco tuberculoso en una segunda fase, gracias al desarrollo de una potente respuesta inmune celular a expensas de linfocitos T "helper" que activa a los macrófagos.

Cuando los procesos que limitan la multiplicación y estimulan la destrucción bacilar han alcanzado un máximo, con la intervención de los CD-4, aparece otra sub-población de linfocitos, los CD-8, posiblemente como respuesta a la eliminación por muerte bacilar de abundantes antígenos bacilares derivados de cadenas de polipéptidos de asociación.

Los linfocitos CD-8 serían responsables de la lisis de macrófagos cargados de bacilos, de la caseificación del tejido y su eliminación por reabsorción o vaciamiento, así como del mantenimiento del nivel de protección.

Desde el punto de vista clínico, los sujetos inmunocompetentes desarrollan un equilibrio entre el bacilo y el organismo que actúa toda la vida, hasta que una circunstancia predisponente sea capaz de reactivar el foco. La forma indirecta de demostrar este fenómeno inmunológico es la respuesta cutánea a la tuberculina.

La modulación de la respuesta inmune es un fenómeno complejo que también parece ser responsable de la patogenia de la enfermedad por la destrucción tisular que determina. Durante esta fase, se inicia la aparición de anticuerpos, que si bien parecen no participar en el proceso de resistencia o en el desarrollo de lesiones, posiblemente contribuyen en la regulación de la respuesta inmune y son expresión de la actividad de otra población de linfocitos.

Por último, una sub-población de linfocitos CD, de larga vida, conservan la memoria de la respuesta inmune específica y circulan para mantener una especie de vigilancia inmunitaria permanente.

Entre los fenómenos patogénicos importantes de la reactivación se encuentra la licuefacción del caseum. Aunque se desconocen todos los factores implicados en esta licuefacción, la misma se ha atribuido a enzimas lisosomales liberadas por los macrófagos y a la reacción de hipersensibilidad retardada frente a productos de las micobacterias.

La consecuencia inmediata de la licuefacción es la formación de un medio de crecimiento excelente para los bacilos, que comienzan a replicarse de forma espectacular y liberan productos similares a la tuberculina, con una gran capacidad tóxica. Estos productos liberados rompen, en el caso del pulmón, la pared de los bronquios adyacentes formando una cavidad y extendiendo por vía broncógena los bacilos.

Los individuos inmunodeficientes, que no son capaces de controlar la infección, desarrollan enfermedad y no se hacen positivos para la reacción tuberculínica. Actualmente, se invocan diversos mecanismos que utiliza el M. Tuberculosis para evadir la respuesta inmune del organismo entre los que se encuentran:

- Disminución de la presentación antigénica
- Producción de sustancias antioxidantes
- Producción de TGF beta, IL-6 e IL-10
- Escape del fagosoma
- Inhibición de la acidificación del fagosoma
- Disminución de la apoptosis

No replicación por presión Inmunológica

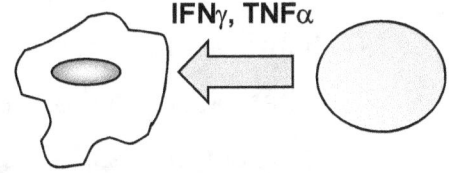

IFNγ, TNFα

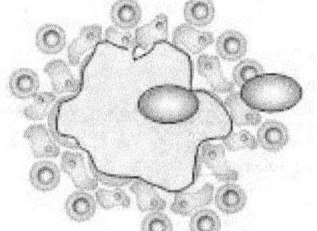

Control del inicio de la replicación por reactivación inmunológica

Replicación no restringida dentro de lesiones caseosas liberando gran número de bacterias que desbordan la respuesta inmune

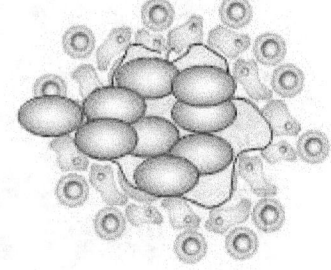

Mecanismos de terminación de la latencia

Cualquiera que sea el mecanismo, el contenido del tubérculo se reblandece, se llena y es evacuado en un bronquiolo o bronquio, creando una cavidad en contacto con el exterior (caverna) y en este medio más favorable al desarrollo, ahora ya extracelular, los bacilos llegan rápidamente (en algunas semanas), a un número entre 10 y 100 millones, colonizan otros territorios pulmonares y eventualmente otros órganos.

Se estima que en las poblaciones blancas, con varios siglos de endemia, de cada 100 personas expuestas a M. tuberculosis por contactos conocidos, sólo 50 se van a infectar (60-80 en poblaciones negras o indígenas, dependiendo de la zona y de la evolución de la endemia).

De los que se infectan, sólo en el 5% ganará la batalla M. tuberculosis en el primer ataque (Tuberculosis primaria), y del 95% restante en que ganan la batalla nuestras defensas, en un 5% el bacilo ganará la batalla varios meses o años después (Tuberculosis de reactivación).

Por lo tanto, es claro que los mecanismos defensivos de la especie humana son tremendamente eficaces, pues en total ganan la batalla a M. tuberculosis en más del 95% de las ocasiones, bien con la respuesta de los macrófagos alveolares inespecíficos, o bien después por la acción de los macrófagos activados y linfocitos T.

Sin embargo, este esquema patogénico clásico no deja clara la posición que juegan las posibles reinfecciones posteriores por otros bacilos.

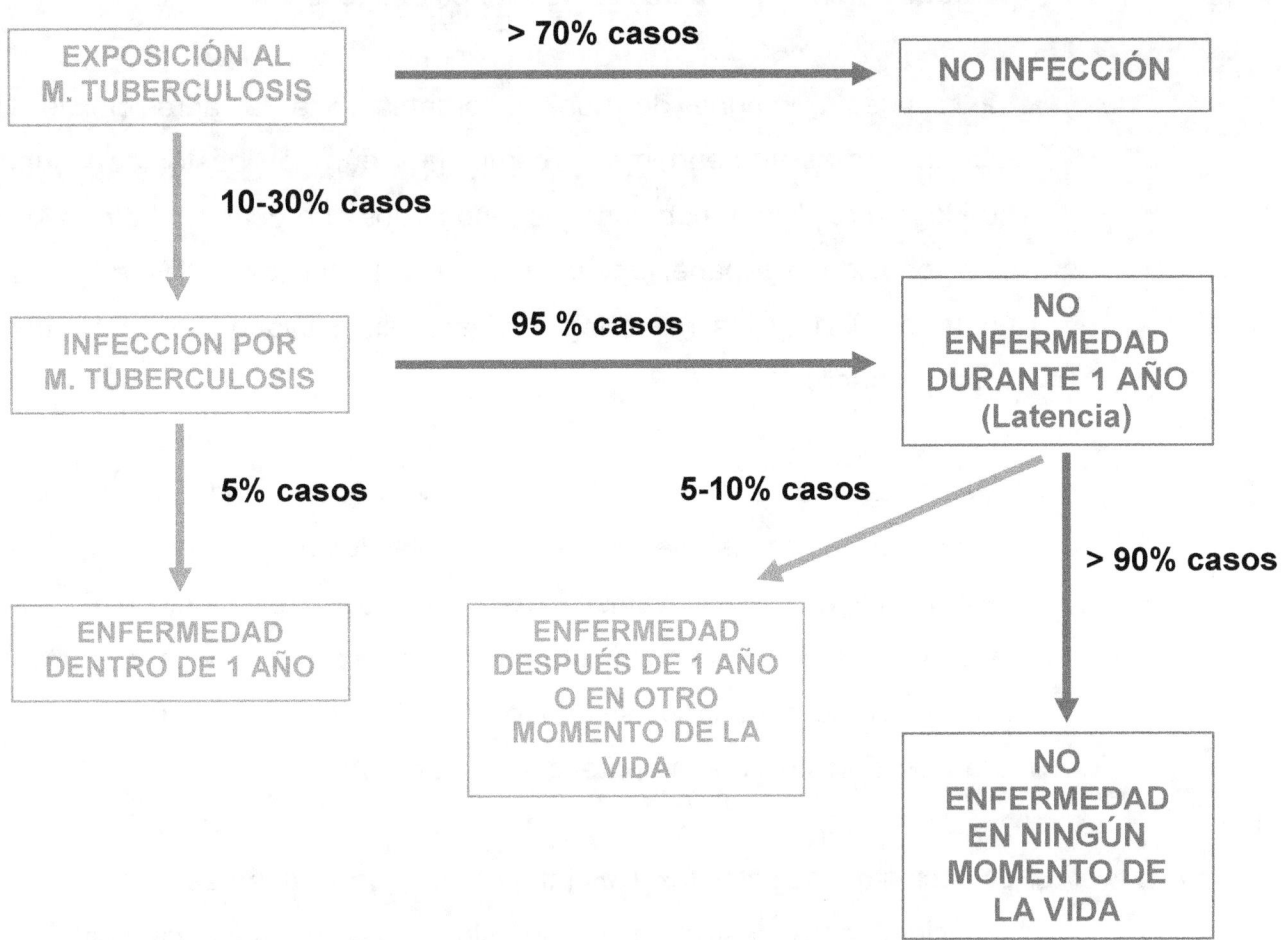

Respuesta inmunológica del organismo humano inmunocompetente a la exposición con M. Tuberculosis

Durante décadas se asumió que la tuberculosis que se producía años después de la infección inicial era debida a los bacilos iniciales, en lo denominado como tuberculosis de reactivación endógena. Asumía que un individuo infectado estaba protegido frente a posibles exposiciones posteriores de M. tuberculosis por las defensas que le habían aportado la primera exposición. Sin embargo, con las técnicas de biología molecular ayudando a identificar las diferentes cepas de M. tuberculosis produciendo enfermedad, se ha podido demostrar como muchas de las posibles reactivaciones endógenas o recaídas de la enfermedad curada se trataban en realidad de re-infecciones exógenas.

La respuesta inmune de nuestro organismo a la agresión de M. tuberculosis es tremendamente compleja y aún con bastantes lagunas que logren explicar muchos de los fenómenos que ocurren. Lo que si es bien conocido es el papel fundamental de los Linfocitos T CD4, en su sub-población Th1, y los macrófagos alveolares activados, en esta lucha contra el bacilo.

Desgraciadamente, sorprende observar cómo son estas dos las células a las que precisamente afecta selectivamente el VIH, bien destruyéndolas, o bien invadiéndolas y disminuyendo su función. Por este motivo, no ha habido una sola enfermedad que se haya beneficiado tanto del VIH, como la tuberculosis, en lo que ya es claramente un excelente "binomio siniestro" que se potencia mutuamente.

La acción de los linfocitos T es tan potente que se expresa no sólo en su capacidad para destruir al bacilo, sino también en su capacidad de destrozar todo lo que les rodea. Es necesario recordar nuevamente que el M. tuberculosis no produce toxinas y no tiene, por tanto, capacidad de destrucción tisular sobre los órganos que infecta.

Las extensas lesiones que se pueden apreciar en las cavernas o infiltrados pulmonares son producidas por los linfocitos T y su potente acción mediante la síntesis de interferón Gamma, factor de necrosis tumoral (TNF), etc., a modo de "daños colaterales" no controlados por las células de defensa. Por este motivo, en los individuos severamente inmunodeprimidos como los infectados por VIH, es mucho menos frecuente apreciar cavernas o infiltrados, que tendrán grandes opciones de aparecer cuando el tratamiento antirretroviral incremente el número de linfocitos T del individuo (Síndrome de reconstitución inmune).

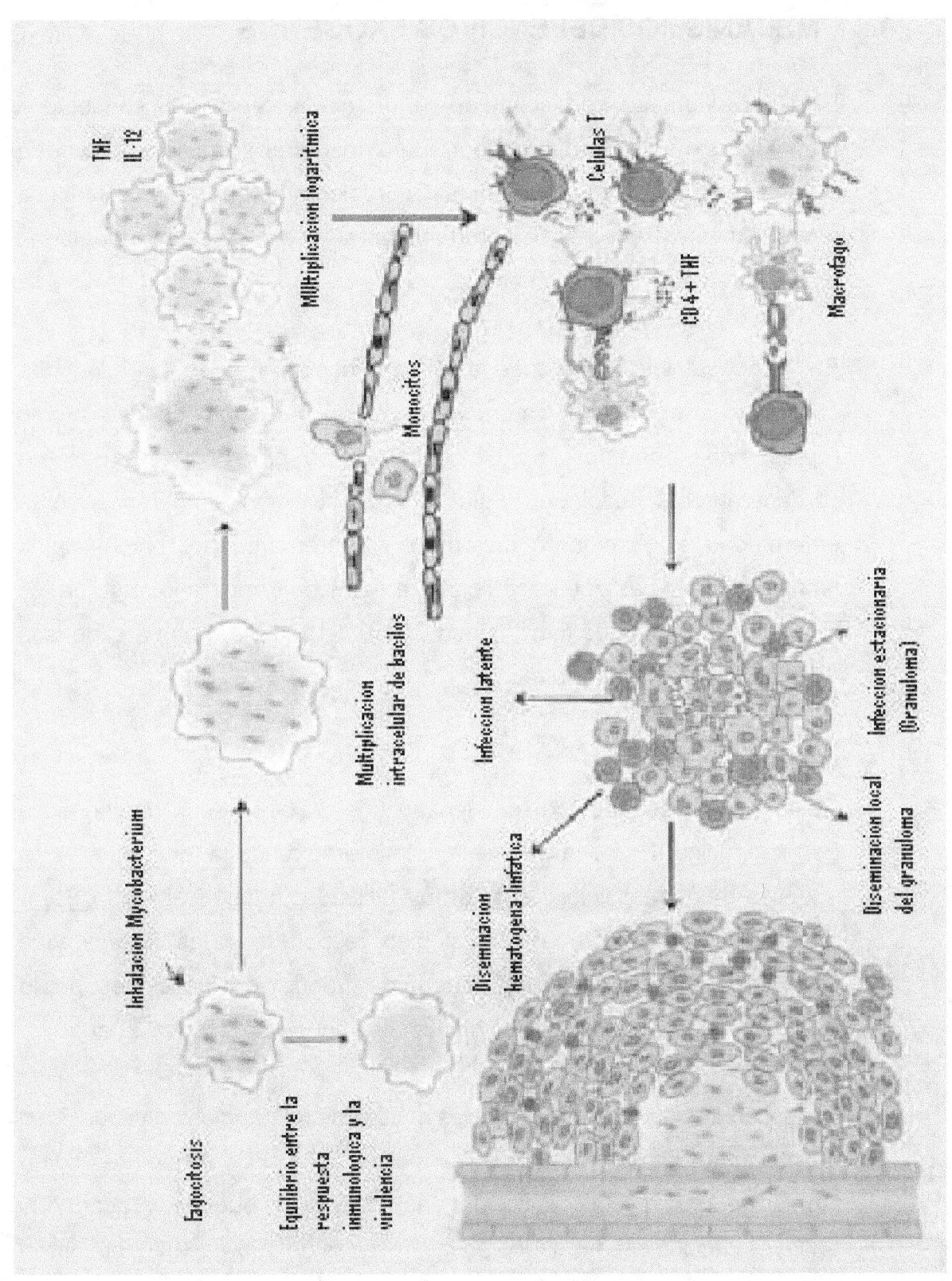

Patogénesis de la Tuberculosis

4.2   MECANISMOS DEFENSIVOS EXÓGENOS:

La especie humana, consciente del peligro que siempre le ha supuesto la tuberculosis, ha trabajado muy duro para encontrar armas que le ayuden a defenderse de esta terrible plaga. El problema es que durante muchos siglos el empirismo fue el predominante y las medidas adoptadas prácticamente no aportaron nada.

En las épocas iniciales, donde la curación espontánea debida a la lucha constante que en todo momento ofrecen nuestras defensas sólo representaba entre un 25-30%, el panorama para los enfermos era verdaderamente desolador. Esta tasa de curación espontánea de la enfermedad sólo se logró incrementar ligeramente por las múltiples técnicas quirúrgicas que se aplicaron a estos enfermos a lo largo de los cerca de 100 años que fueron desde 1880 a 1970, pero aún a expensas de una elevada morbi-mortalidad.

Quimioterapia:

Desde 1943 cuando se comienzan los trabajos con la primitiva Estreptomicina (E), se inicia la era quimioterápica de la tuberculosis. En aquellos momentos iniciales fue muy utilizado también el Ácido Para-aminosalicílico (PASS), el que si bien respondía a las necesidades iniciales para atacar al bacilo, requería de grandes dosificaciones, por lo que provocaba dispepsias muy molestias y hubo que descontinuarlo.

El descubrimiento posterior de otras múltiples substancias con capacidad de atacar al bacilo y decantar la balanza del lado del hombre como Isoniacida (H) y Rifampicina (R), así como los buenos y acertados ensayos clínicos desarrollados en las décadas de 1950 a 1970, acabaron dando con un régimen de tratamiento con capacidad de curar a la práctica totalidad de los enfermos iniciales.

Este régimen, consistente en 6 meses de tratamiento con H+R, con el refuerzo inicial de <u>Pirazinamida</u> (Z) y <u>Etambutol</u>, aunque más corto que otros anteriormente usados, no deja de presentar el inconveniente de tener que administrarse durante varios meses más después de la desaparición de los síntomas, lo que conlleva a una mayor posibilidad de abandono.

La lucha contra el abandono del tratamiento se ha constituido actualmente, en la principal batalla para el control de esta enfermedad.

Quimioprofilaxis:

El concepto de quimioprofilaxis se refiere al uso de uno o más fármacos antituberculosos en pacientes con evidencias de infección latente [PPD (+)], para evitar la progresión a infección activa.

Siempre debe descartarse infección activa antes de iniciar una quimioprofilaxis, con radiografía de tórax, baciloscopias y cultivo para micobacterias según proceda. Se ha utilizado varios fármacos anti-tuberculosos siendo la Isoniacida el de elección.

Sin embargo, el impacto que ha podido tener en la posibilidad de hacer decrecer la endemia ha sido muy escaso. El problema de la quimioprofilaxis es que se está interviniendo sobre una población sana con tratamientos muy prolongados. Y si los enfermos tienden a abandonar el tratamiento cuando están asintomáticos, esta posibilidad se multiplica claramente en los sanos infectados. Además, los infectados son reservorio de la enfermedad, pero no contagian, por lo que interviniendo sobre ellos no se corta, de forma directa (como ocurre con la curación de los enfermos), la cadena de transmisión.

Esto no significa que no esté indicada en poblaciones seleccionadas con alto riesgo de padecer tuberculosis (infectados recientes, infectados por VIH, tuberculosis residual inactiva no tratada previamente e inmunodeficientes severos), donde se ha demostrado claramente su eficacia, pero su beneficio es más individual que colectivo y su influencia sobre la endemia acaba siendo muy escasa.

Vacunación con BCG:

Desde que, en 1982, Robert Koch demuestra que la tuberculosis es una enfermedad infecciosa se comienza, desde diferentes partes del mundo, a trabajar en la elaboración de una vacuna. Sin embargo, la única vacuna contra la tuberculosis que ha sido ampliamente usada en el mundo ha sido la que, a partir de M. bovis, obtuvieron Albert Calmette y Camille Guérin en el instituto Pasteur de Lille. En honor a estos autores se le denominó vacuna BCG.

Ellos, basándose en observaciones clínicas, consideraron necesario para la vacunación obtener bacilos vivos, no virulentos, pero capaces de conferir inmunidad general y local en la que, entonces, era considerada la principal puerta de entrada de la enfermedad, el aparato digestivo.

Iniciaron sus estudios en 1906, a partir de una cepa de bacilo bovino aislada en la leche de una vaca con mastitis tuberculosa. Observaron que las resiembras consecutivas en este medio de cultivo reducían cada vez más la virulencia del bacilo. Después de 13 años y tras 230 resiembras consecutivas, se consideró que los caracteres del bacilo bovino eran inmodificables, por estar fijados hereditariamente. Habían obtenido una nueva cepa de bacilo bovino, que se denominó bacilo biliado de Calmette y Guérin, y, más tarde, BCG.

En 1921 comienzan las primeras experiencias con vacunaciones en humanos y el 25 de Junio de 1924, Albert Calmette comunicó el resultado de sus experiencias a la Academia de Medicina de París. A partir de ese momento se inició la vacunación masiva de niños en Francia.

Se proporcionaron cepas de BCG a diversos países, que iniciaron también la vacunación. La finalización de la segunda guerra mundial supuso el uso masivo de la BCG como medida preventiva de la tuberculosis.

Cuando se extendió el uso de esta vacuna, la cepa original de BCG fue distribuida entre diversos laboratorios del mundo, en los que se ha mantenido viva y, a partir de estas cepas, se han preparado las vacunas BCG que se han ido utilizando.

En los años cincuenta se comprobaron diferencias importantes en la inmunogenicidad de las vacunas preparadas por los distintos laboratorios, ya que las técnicas de mantenimiento de los cultivos y las de preparación de la vacuna habían sido adaptadas a las peculiaridades de dichos laboratorios. Incluso las vacunas preparadas por un mismo laboratorio presentaban importantes diferencias, por lo que se consideró necesario estandarizar la vacuna, teniendo en cuenta la pureza de la cepa, su viabilidad, la patología que producía en animales, las lesiones locales provocadas por la vacunación en el ser humano, y la conversión tuberculínica e inmunidad producida en los animales y en el hombre.

Sin embargo, aunque todas las vacunas proceden de la cepa madre creada por Calmette y Guérin, cada uno de los laboratorios productores de vacuna BCG ha mantenido las sub-cepas correspondientes a través de resiembras sucesivas, empleando métodos diversos, lo que ha producido cambios morfológicos, físicos y biológicos del bacilo primitivo.

Se sospechó entonces que estas mutaciones también podrían ser genéticas, hecho que se ha podido comprobar, posteriormente, con técnicas de biología molecular. Esto podría explicar, al menos en parte, las diferencias observadas en la inmunogenicidad y en la eficacia de las diferentes vacunas.

A pesar de que la vía de vacunación con la que iniciaron sus estudios Calmette y Guérin fue la oral, el método de elección para practicar la vacunación BCG es la inyección intradérmica, introducida por Wallgren en Suecia en 1928 y cuyo uso se ha impuesto porque permite la dosificación correcta.

Estas dosis se inyectan por vía intradérmica en la región deltoidea, de forma que se produzca una pápula edematosa de un diámetro de 8-10 mm. Transcurridas 2-3 semanas se produce, en el sitio de la inyección, una necrosis central que evoluciona a pústula o pequeña ulceración que segrega una serosidad espesa y que se resuelve espontáneamente en 3-4 semanas, quedando una costra que persiste unas 6-12 semanas para acabar cayendo y dejando una cicatriz deprimida, redondeada y nacarada.

Desde los inicios de las campañas masivas de vacunación, se hicieron evidentes las diferencias tan marcadas encontradas en la protección que la vacuna confería en los distintos lugares donde se aplicaba. La protección podía ser de más del 80% en algunas zonas, mientras que por otra parte se podía constatar incluso que las personas vacunadas padecían más tuberculosis que las no vacunadas. Todo esto hacía muy difícil poder evaluar la eficacia de esta vacuna y, más aún, comparar los resultados. Entre las causas más importantes que ocasionan estas diferencias se encuentran:

1. **Imputables a la vacunación:**
   - Técnica de vacunación
   - Dosis administrada
   - Edad de la vacunación
   - Vía de administración.

2. **Imputables a la vacuna:**
   - Transporte
   - Conservación
   - Viabilidad de la vacuna
   - Diferentes clases de vacuna utilizadas
   - Distintos métodos de cultivo empleados para su preparación.

3. **Múltiples variables que pueden influir en la interacción huésped-vacuna:**
   - Infección por el VIH
   - Inmunodepresión
   - Desnutrición severa
   - Otras

4. **Infección previa por Micobacterias ambientales.**

5. **Diferencias metodológicas en la planificación y desarrollo de los estudios.**

6. **Posibilidad de reinfección por cepas altamente virulentas de M. tuberculosis en individuos protegidos por la vacuna BCG.**

7. **Diferencias interindividuales entre las diferentes poblaciones.**

Como se puede apreciar, estas causas son múltiples, aunque una de las más importantes, según la mayoría de los autores es la de la infección por micobacterias ambientales, las que podrían conferir un ligero grado de protección en los individuos no vacunados y, por lo tanto, infravalorarían la eficacia vacunal.

4.3   ANATOMÍA PATOLÓGICA:

Tuberculosis primaria:

Salvo por lo infrecuente de la tuberculosis intestinal (bovina) y por las aún más infrecuentes localizaciones primarias cutánea, orofaríngea y linfática, los pulmones son el lugar donde suelen asentar las infecciones tuberculosas primarias.

El foco inicial de esta primo-infección es el llamado **Complejo de Ghon**, que comprende:

a) un área focal de consolidación parenquimatosa inflamatoria sub-pleural de 1 a 1,5 cm. llamado foco de Ghon y situado generalmente en la porción inferior de los lóbulos superiores o en la superior de los lóbulos inferiores de un pulmón (las lesiones bilaterales son muy raras)

b) los ganglios linfáticos aumentados de tamaño y caseosos que reciben la circulación linfática del foco parenquimatoso. El ataque ganglionar suele ser unilateral.

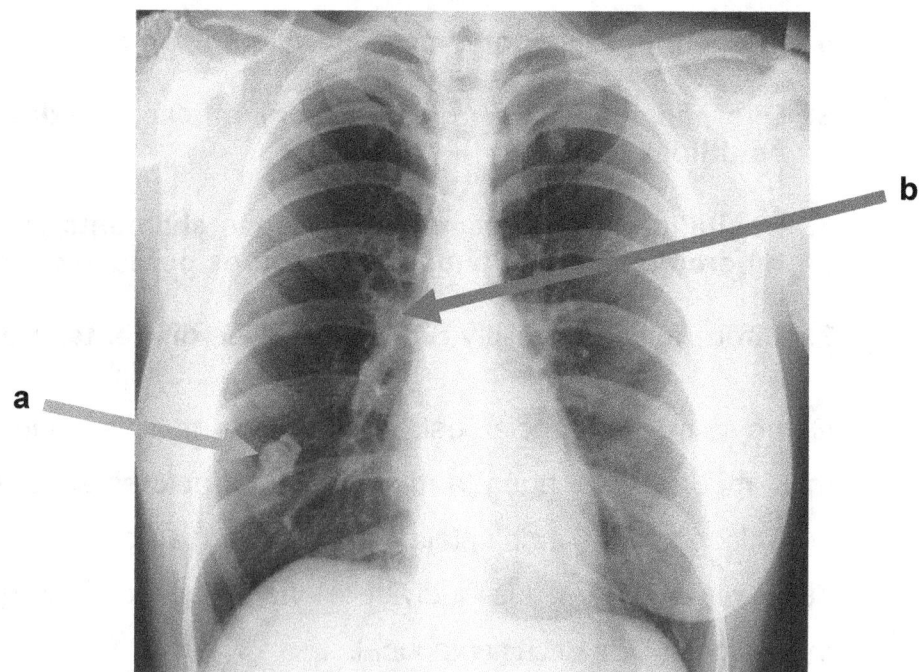

Complejo de Ghon: a) área focal de consolidación sub-pleural, b) ganglio linfático aumentado

En un 90% de los casos estas lesiones evolucionan hacia la fibrosis y calcificación, mientras que, en menos de un 10% el complejo inicial evoluciona desfavorablemente a una tuberculosis primaria progresiva.

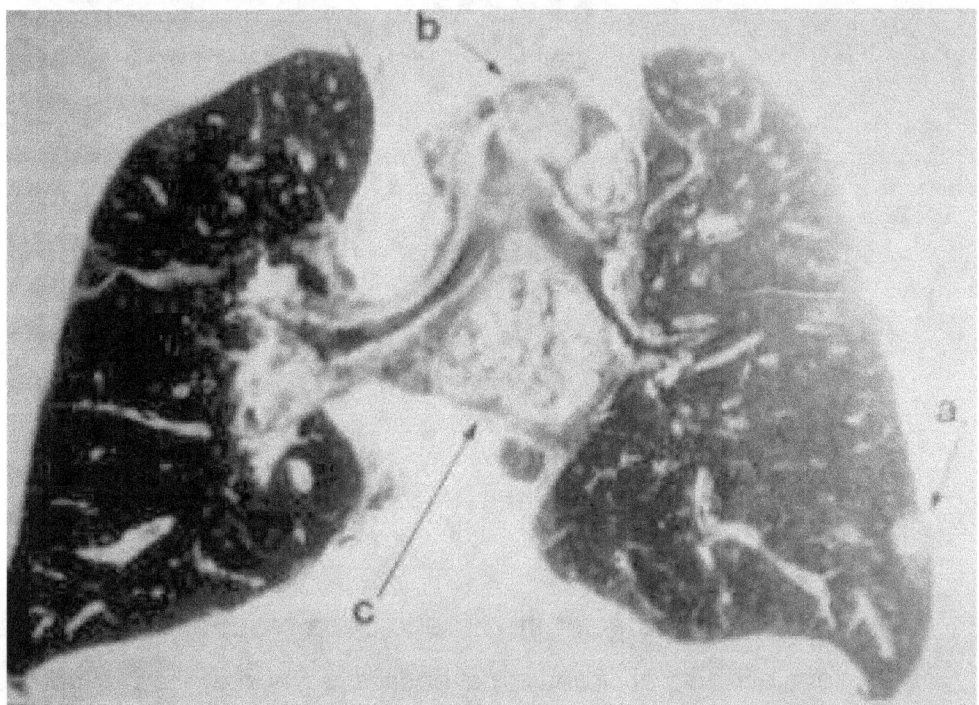

Complejo primario: Corte tomográfico donde se observa: a) lesión pulmonar periférica, b) adenopatía hiliar y c) adenopatía de la bifurcación de la tráquea

Tuberculosis secundaria o de reactivación:

La mayoría de estos casos representan la reactivación de una infección antigua y posiblemente sub-clínica. La tuberculosis secundaria tiende a producir mucho más daños en el pulmón.

La lesión se localiza casi invariablemente en el vértice de uno o ambos pulmones, comienza por un pequeño foco de consolidación caseosa de menos de 3 cm de diámetro, en ocasiones alejado 1 ó 2 cm de la superficie pleural. Con menos frecuencia las lesiones iniciales pueden encontrarse en otras zonas del pulmón, especialmente alrededor del hilio.

en una cavidad rodeada por una cantidad variable de tejido fibroso.

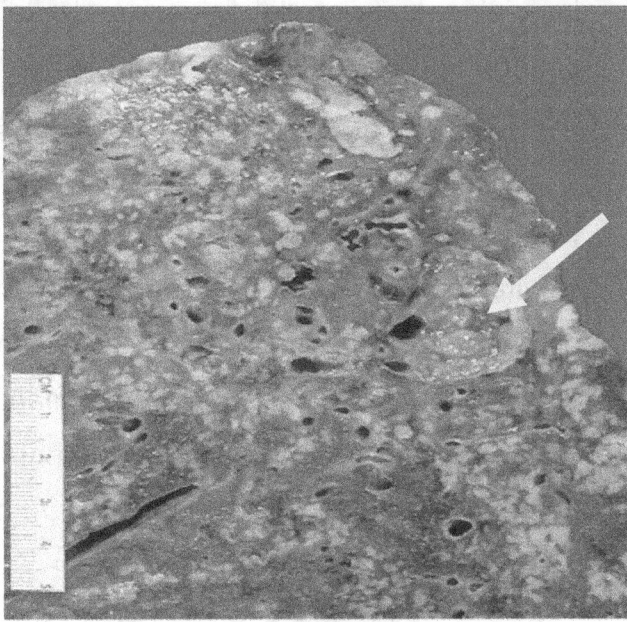

Tuberculosis fibro-caseosa: Cavernas secundarias a la evacuación del material necrótico caseoso.

Esta cavidad puede permanecer en el vértice o por confluencia de los focos caseosos afectar uno, varios o todos los lóbulos de ambos pulmones (tuberculosis fibro-caseosa avanzada)

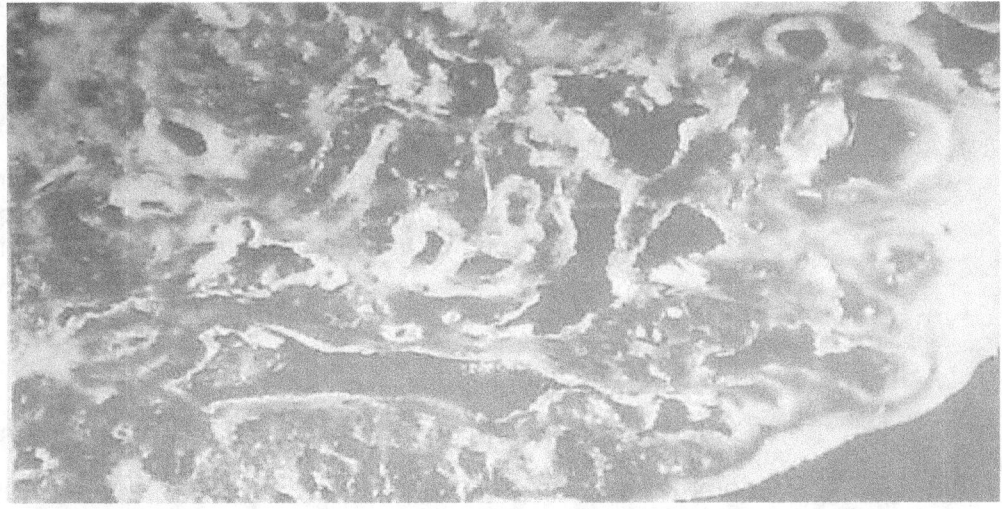

Tuberculosis pulmonar progresiva: Múltiples cavernas y cicatrices blanquecinas. Obsérvese la pleura engrosada.

En la progresión de esta enfermedad la pleura se afecta invariablemente y dependiendo de la cronicidad del proceso pueden aparecer derrames pleurales serosos, un franco empiema tuberculoso o una pleuritis fibrosa masiva obliterante.

En la evolución de la tuberculosis fibro-caseosa extensa es casi inevitable que los bacilos se implanten en el revestimiento mucoso de las vías respiratorias y que produzcan la tuberculosis endobronquial y endotraqueal. Acompañando a la primera variante puede producirse también una siembra laríngea que lleva a la tuberculosis intestinal, actualmente infrecuente.

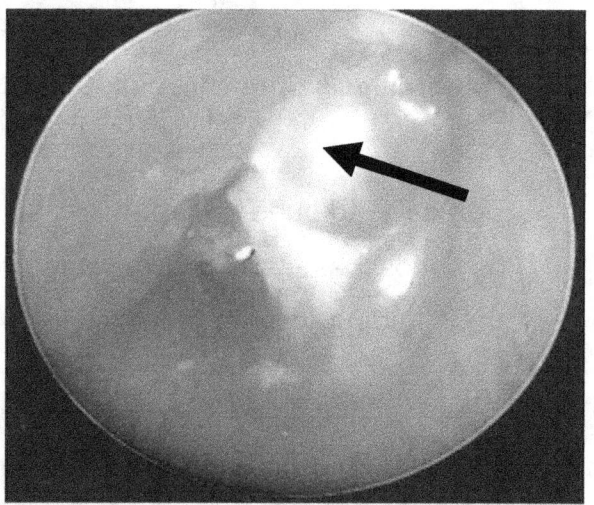

Tuberculosis endobronquial: Broncoscopio que muestra masa granulomatosa caseosa, en el bronquio tronco izquierdo, con obstrucción de tipo valvular hacia el bronquio superior izquierdo

- La tuberculosis miliar:

Ocurre debido a la diseminación linfo-hematógena circunscrita solamente a los pulmones o afectando también a otros órganos. El término miliar describe las pequeñas lesiones de color blanco-amarillento parecidas a las semillas de mijo utilizado como alimento para las aves y que están presentes en los pulmones y otros órganos como: médula ósea, hígado, bazo, menínges, riñones, retina; sitios que permiten la toma de biopsia o la visión directa de la enfermedad (retina).

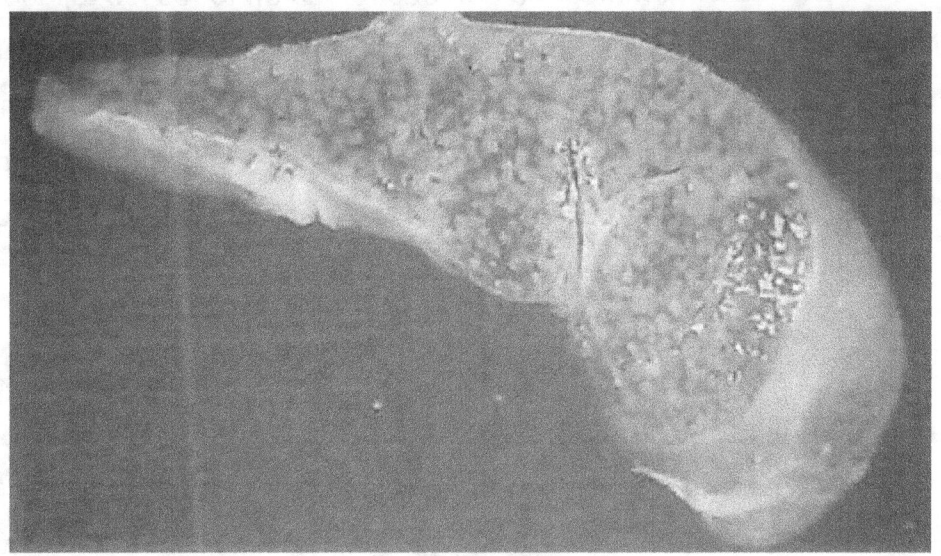

Tuberculosis miliar: Afectación del bazo. En la superficie de corte se observan numerosos granulomas gris-blanquecinos semejantes al mijo.

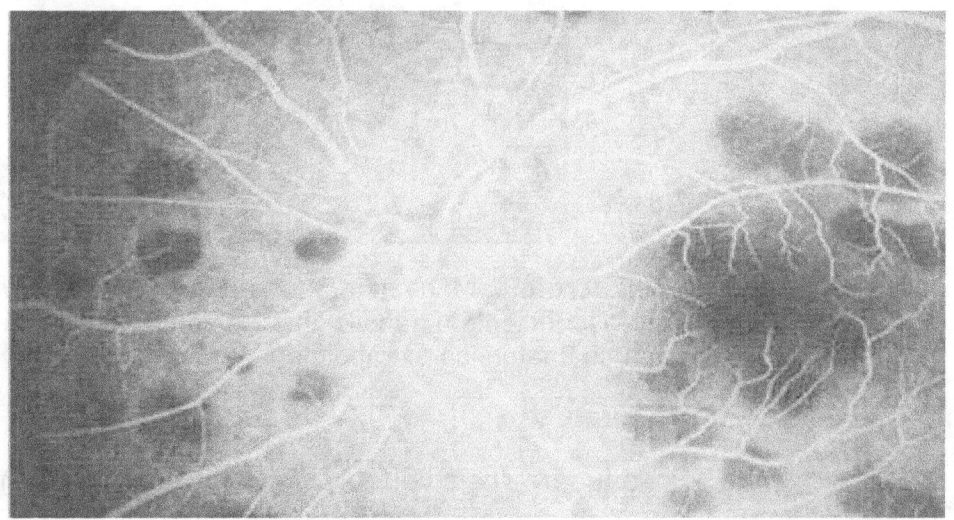

Tuberculosis miliar: Fondo de ojo donde se aprecian tubérculos coroideos

Algunos tejidos son relativamente resistentes a la infección tuberculosa por lo que es raro encontrar lesión del corazón, músculo estriado, tiroides y páncreas.

En ciertos casos los microorganismos distribuidos por vía linfo-hematógena son destruidos en todos los tejidos aunque persisten exclusivamente en un órgano (enfermedad aislada en órgano terminal). Esto puede suceder fundamentalmente, demás del pulmón, en ganglios cervicales (escrófula), menínges (meningitis tuberculosa), huesos (osteomielitis tuberculosa), trompa de Falopio, epidídimo, riñones, suprarrenales.

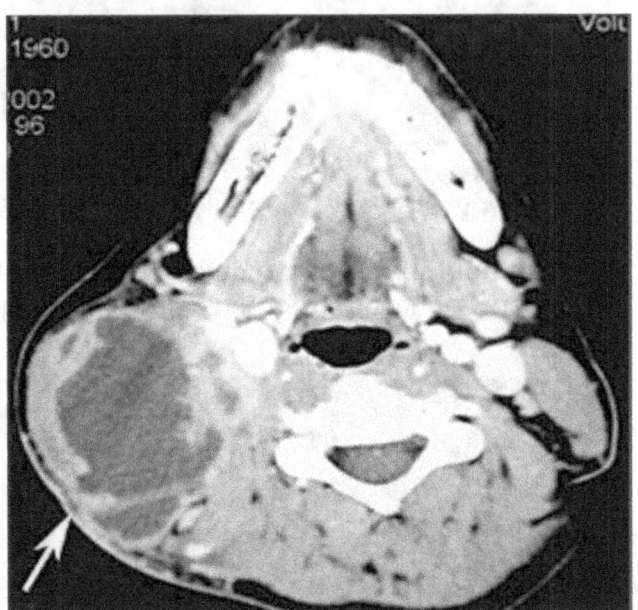

Escrófula: Masa heterogénea en el espacio cervical posterior correspondiente a ganglio linfático con tuberculosis fibro-caseosa (la variante anatómica extrapulmonar más frecuente en los niño) con zona central de necrosis

En la tuberculosis vertebral (enfermedad de Pott) se forman largas fístulas a lo largo del músculo psoas que se abren en la región inguinal. La adenitis es la forma de tuberculosis extrapulmonar más frecuente en el niño, fundamentalmente en su localización cervical. En los pacientes con SIDA son frecuentes estas localizaciones extra-pulmonares.

- <u>La bronconeumonía tuberculosa</u>.

  En las personas muy susceptibles y muy sensibilizadas, la infección abarca extensas zonas del parénquima pulmonar y produce una bronconeumonía difusa o una consolidación lobar que se conoció en tiempos pasados como "tisis galopante".

  El aspecto microscópico de la infección tuberculosa de cualquier órgano está dado por una inflamación crónica granulomatosa. Este granuloma está constituido por un acúmulo de macrófagos modificados de aspecto epiteliode (células epiteliodes) rodeado de linfocitos.

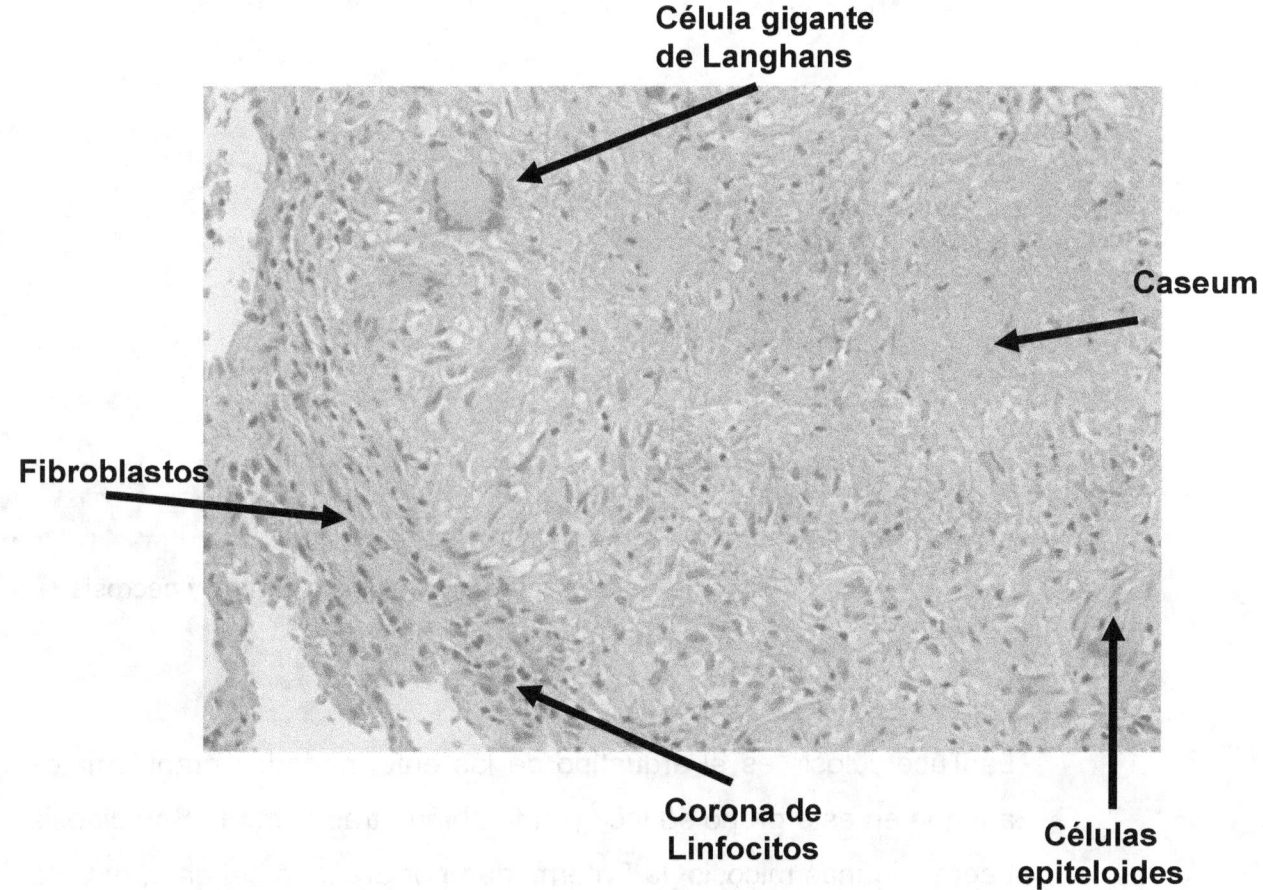

Granuloma tuberculoso: sin necrosis caseosa

En la tuberculosis el granuloma se denomina tubérculo, presentando una región central con necrosis caseosa. El término caseosa deriva del aspecto macroscópico blanco (parecido al queso) de esta necrosis.

Con frecuencia, aunque no de forma invariable, las células epiteliodes se fusionan y forman células gigantes en la periferia de los granulomas o en la parte central de los mismos. Los granulomas más evolucionados aparecen rodeados por un anillo de fibroblastos y tejido conjuntivo.

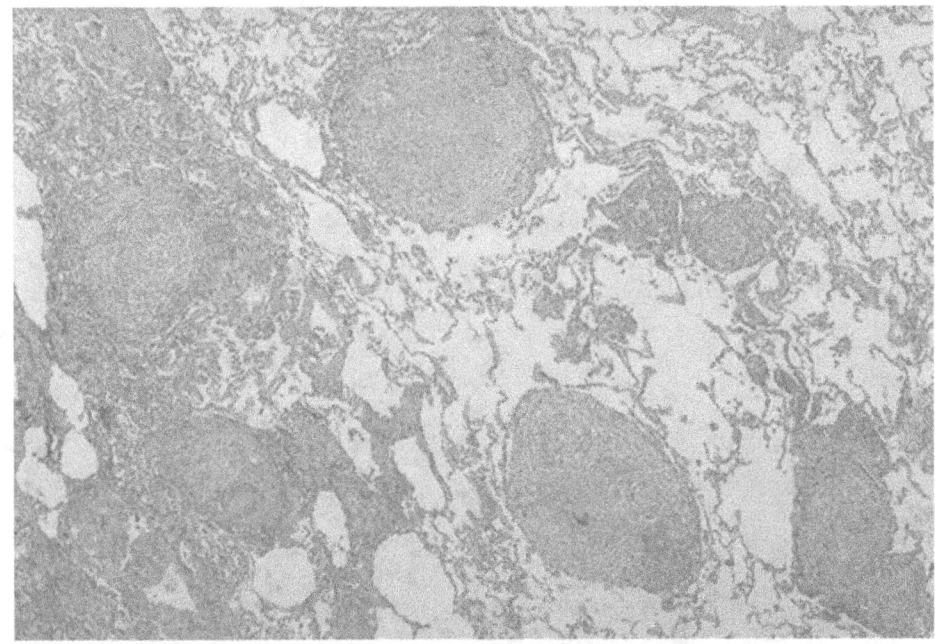

Granuloma tuberculoso: Células gigantes y necrosis

La Tuberculosis es el arquetipo de las enfermedades granulomatosas, aunque en este grupo se incluyen también otras como la Sarcoidosis, la Lepra, algunas micosis, la Enfermedad por arañazo del gato, etc. Por lo tanto, se requiere la identificación del bacilo mediante tinciones especiales como la de Ziehl-Neelsen y cultivos, cuya desventaja es la demora (entre 6-8 semanas).

Los bacilos pueden ser demostrados en las formas precoces exudativas y caseosa pero es casi imposible lograrlo en las lesiones fibro-calcificadas tardías. En el niño, dada su escasa población bacilífera, el aislamiento del bacilo no es condición *"sine qua non"* para orientar el diagnóstico de enfermedad tuberculosa, requiriéndose únicamente la presencia de manifestaciones clínicas o radiológicas, junto a una prueba de tuberculina positiva.

Tuberculosis infantil

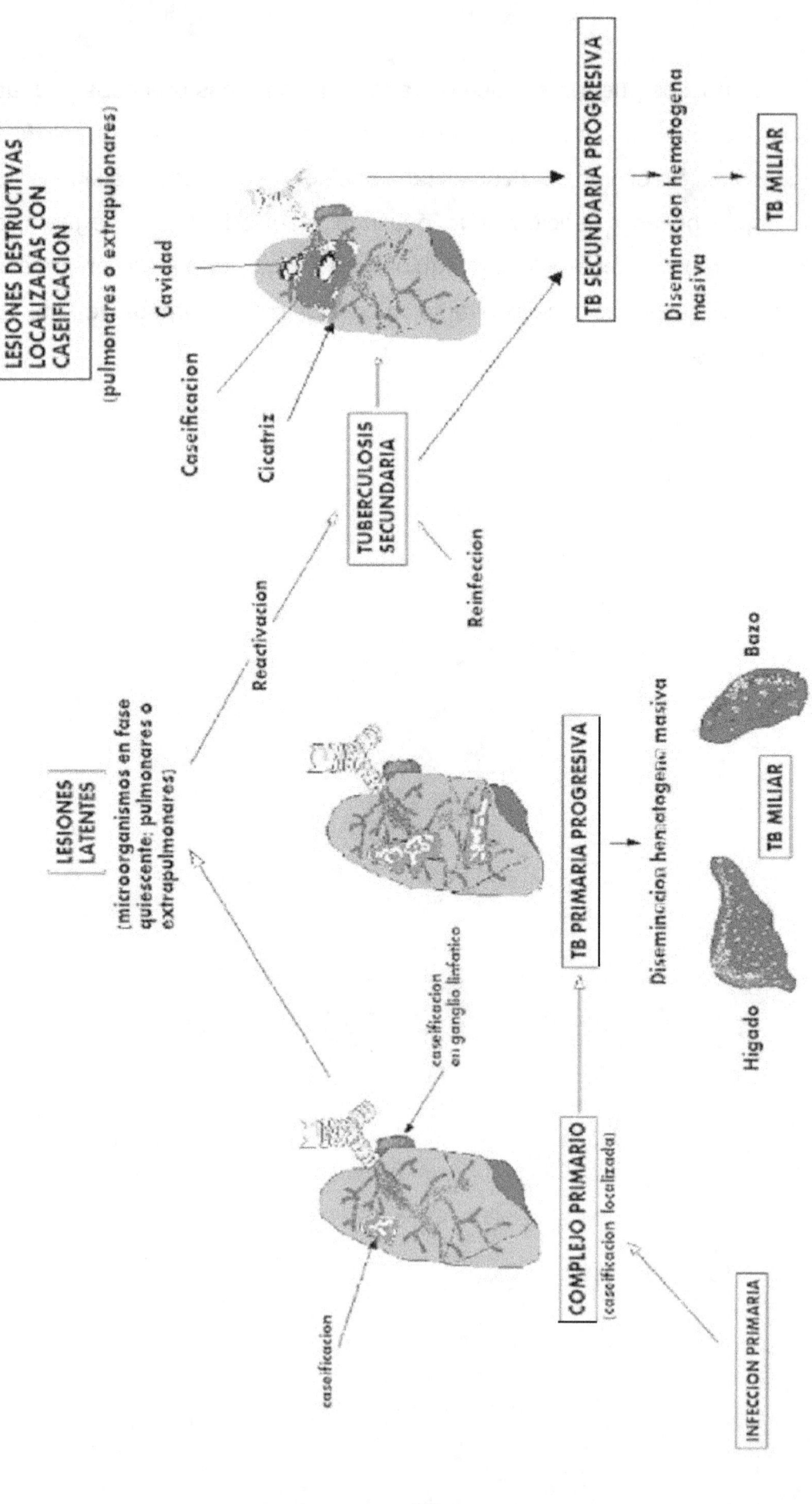

Resumen anatomo-patológico de la evolución de la tuberculosis primaria y secundaria

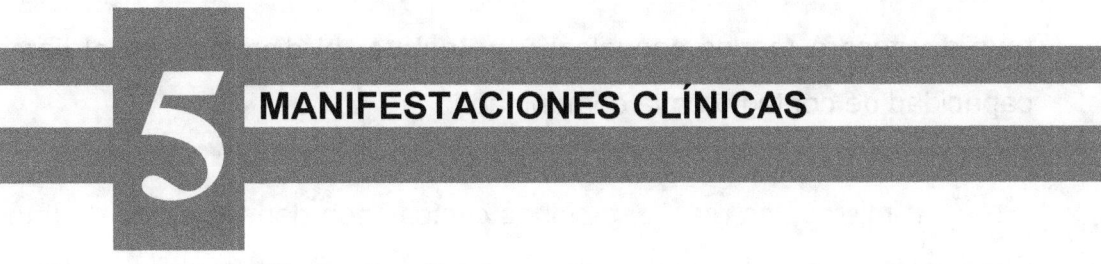

5 MANIFESTACIONES CLÍNICAS

La tuberculosis carece de manifestaciones clínicas propias que permitan diferenciarla de otras enfermedades respiratorias. El comienzo es, la mayoría de las veces, insidioso y poco alarmante por lo que pueden pasar varios meses hasta que se llegue al diagnóstico de certeza.

Como ya se ha expuesto en capítulos anteriores, el M. tuberculosis puede diseminarse a cualquier parte del organismo desde las primeras fases de su agresión al organismo. Es por ello que la tuberculosis puede afectar a cualquier órgano o tejido, aunque la localización más frecuente es la pulmonar (la vía de entrada del bacilo) y que se presenta en el 80-85% de los casos en pacientes inmunocompetentes. Por lo tanto, la clínica de la tuberculosis va a depender, fundamentalmente, de la localización de la enfermedad, aunque todas tienen la característica común de unos síntomas vagos y nada específicos. Así, en el diagnóstico diferencial de cualquier síndrome clínico es posible incluir la tuberculosis, independientemente de su localización y de su presentación. O sea que cualquier síntoma o signo, en cualquier localización, puede corresponder a Tuberculosis.

De ahí la importancia de que el médico ponga en marcha las exploraciones complementarias ante la más mínima sospecha clínica y de que sea necesario conocer a la perfección los síntomas y signos sugestivos de la enfermedad, hecho que conllevará a una mayor sospecha de enfermedad y a un diagnóstico más precoz. De esta forma se consigue un doble beneficio: **individual**, al permitir tratar y curar antes al enfermo, que no muere y tendrá menos secuelas; y **colectivo**, al disminuir en el tiempo su capacidad de contagio en la comunidad.

Asimismo, las manifestaciones clínicas son dependientes de una serie de factores en relación tanto con el huésped como con el agente infeccioso y la interacción entre ambos:

a) FACTORES DEPENDIENTES DEL HUÉSPED:

- Edad
- Estado inmunológico:
    - Inmunodeficiencias
    - Malnutrición
    - Factores genéticos
- Vacunación con BCG

b) FACTORES DEPENDIENTES DEL GÉRMEN:

- Virulencia
- Trofismo por órganos

c) FACTORES DEPENDIENTES DE LA INTERACCIÓN HUÉSPED-GÉRMEN:

- Gravedad de la enfermedad
- Órgano afectado

5.1 SINTOMATOLOGÍA INESPECÍFICA Y GENERAL:

Ciertamente, la enfermedad temprana puede ser asintomática, y detectarse debido a una historia de exposición, por la presencia de una reacción a la prueba de la tuberculina positiva y una imagen radiológica patológica. Pero cuando la población bacilar es significativa se va a producir una reacción sistémica, con síntomas inespecíficos como fiebre (primordialmente vespertina), escalofríos, astenia, pérdida de apetito, disminución de peso y sudación nocturna que, característicamente, afecta más a la parte superior del cuerpo.

La instauración de los síntomas es gradual. Por ello a veces son bien tolerados por el enfermo y pueden pasar en principio inadvertidos, o son atribuidos a otra causa, como el exceso de trabajo. Otras veces se presenta como fiebre de origen desconocido, en cuyo diagnóstico diferencial siempre ha de ser incluida, y sólo se llega a esclarecer tras extensos y repetidos estudios.

Menos frecuente, pero posible, es la presentación como un síndrome pseudo-gripal, con fiebre aguda y escalofríos, y el enfermo no consulta hasta que los síntomas no se resuelven como sería de esperar. El eritema nodoso puede aparecer con este inicio agudo.

5.2 SINTOMATOLOGÍA PULMONAR:

En cuanto a la sintomatología respiratoria, la misma puede estar ausente hasta en un 30% de los pacientes, siendo la tos el síntoma más común, afectando hasta un 78% de los pacientes. Suele presentarse habitualmente como una tos productiva de larga evolución, (generalmente el enfermo consulta cuando lleva más de tres semanas tosiendo), aunque también puede ser poco productiva con esputos escasos y no purulentos.

Puede existir dolor torácico, y en ocasiones hemoptisis, siendo ésta habitualmente de escasa cuantía como síntoma inicial; reduciéndose, la mayoría de las veces, a esputos hemoptoicos o hemoptisis leves que son siempre indicativos de enfermedad avanzada.

La expectoración hemoptoica franca descrita en los libros clásicos como una complicación terminal de la era pre-antibiótica, es hoy muy rara y se presenta más frecuentemente como resultado de complicaciones de una tuberculosis previa: como por la sobreinfección por aspergilus (aspergiloma), bronquiectasias, aneurisma de Rasmussen (erosión de una arteria pulmonar por una cavidad) o broncolitiasis, por lo que la presencia de hemoptisis no siempre es, obligatoriamente, sinónimo de enfermedad activa.

La inflamación del parénquima adyacente a la superficie pleural puede ser causa de dolor de características pleuríticas, así como la presencia de neumotórax o derrame pleural tipo exudado.

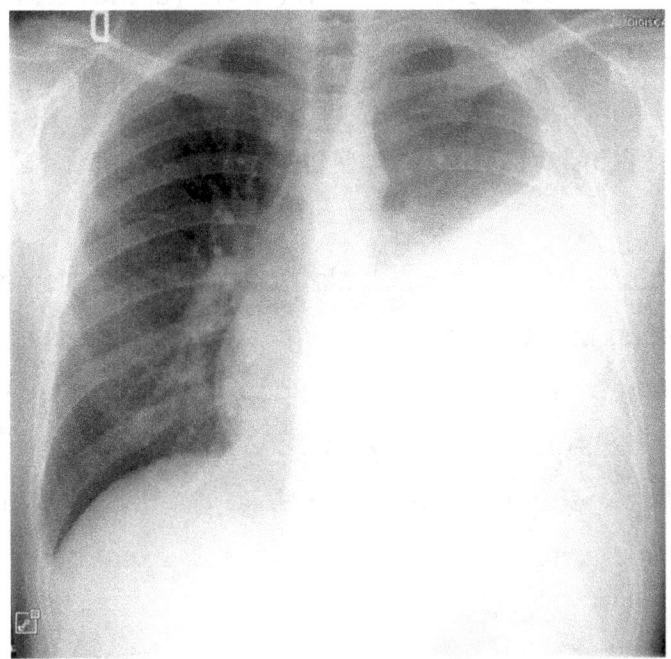

Derrame pleural tuberculoso

La pleuritis tuberculosa suele presentarse generalmente de forma unilateral, y puede asociarse a dolor pleurítico agudo o recurrente. Generalmente, los síntomas sistémicos no son muy floridos, aunque se puede presentar como una enfermedad febril aguda. En otras ocasiones es asintomática.

En zonas de alta incidencia se presenta, sobre todo, en **adolescentes** y adultos jóvenes sin signos de afectación pulmonar. El pronóstico a corto plazo es excelente, con una remisión completa en el 90% de los casos en escasos meses, pero sin tratamiento puede recidivar en el 65% de los casos en menos de 5 años. En zonas de más baja incidencia, un número alto de casos se presenta en enfermos mayores con afectación parenquimatosa concomitante.

5.3 SINTOMATOLOGÍA EXTRA-PULMONAR:

Como ya se ha explicado, en muchos casos de infección tuberculosa la respuesta inmunológica del organismo humano es suficiente para frenar la progresión de la infección, pero en otro número de enfermos los bacilos escapan hasta el conducto linfático y entran en la circulación pulmonar, accediendo al intersticio y, atravesando el filtro pulmonar, pueden llegar a todos los órganos de la economía.

Los principales focos metastáticos son los órganos muy irrigados: sistema nervioso central, hueso esponjoso, hígado, riñón y región genital. En cada uno de estos órganos los bacilos son fagocitados por las células locales del sistema mononuclear fagocítico.

a) Linfoadenitis tuberculosa:
Es la forma más frecuente de tuberculosis extrapulmonar. Puede afectar a cualquier ganglio linfático del organismo. La afectación de ganglios periféricos en enfermos inmuno-competentes va a ser generalmente unilateral y principalmente en la región cervical, sobre

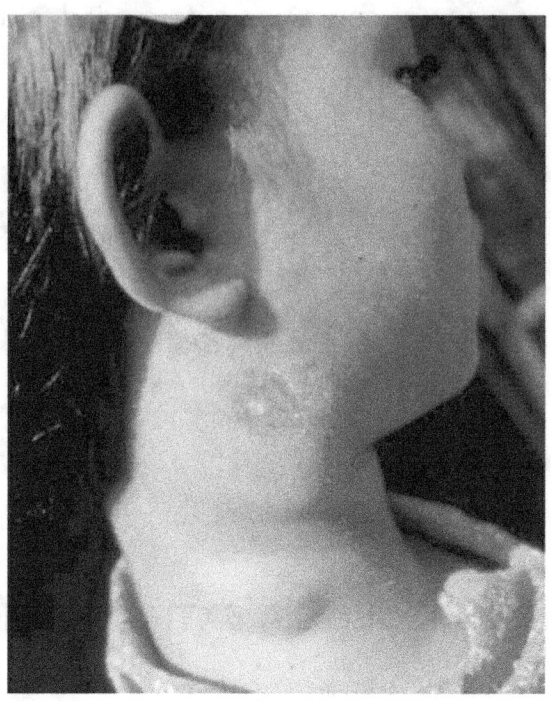

Adenitis cervical tuberculosa: Obsérvese la adenopatía con aspecto fluctuante localizada hacia la base lateral derecha del cuello. Por encima, otra menos definida y arriba la huella de drenaje de una tercera

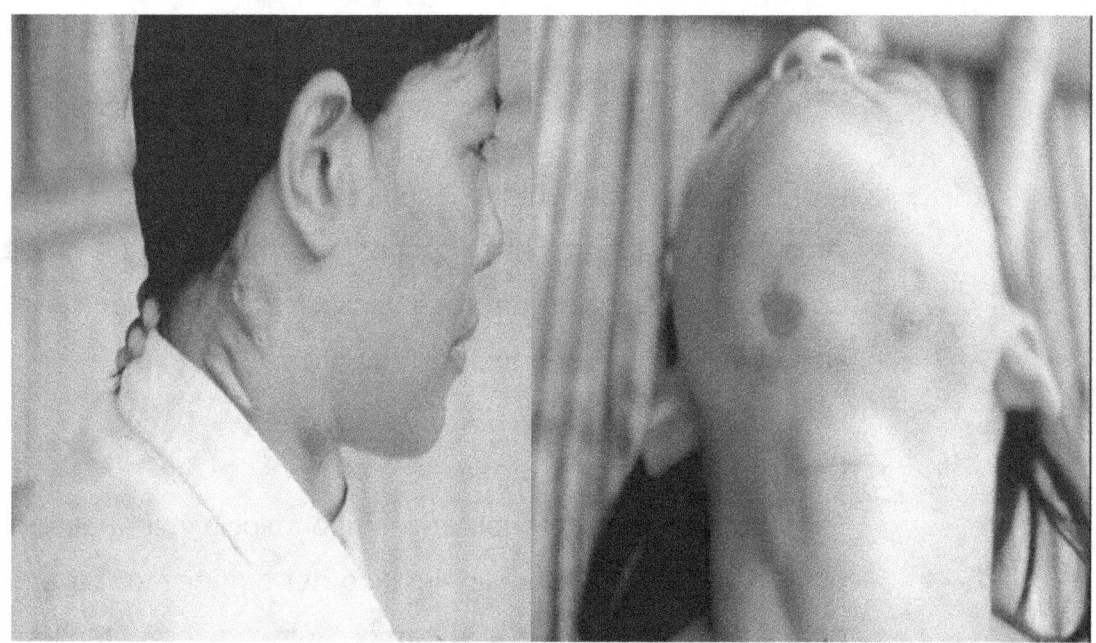

Linfoadenitis cervical tuberculosa:

todo, los ganglios del borde superior del músculo esterno-cleidomastoideo.

Suele manifestarse como una masa indolora eritematosa de consistencia firme. Los niños, a menudo, presentan una infección primaria concomitante, pero en adultos generalmente no existen indicios de tuberculosis extraganglionar ni síntomas sistémicos. A veces puede ocurrir un drenaje espontáneo.

La existencia de linfadenopatías en otros lugares del organismo fuera de la región cervical suele asociarse a formas más graves de tuberculosis, con síntomas sistémicos.

En adultos, la linfadenitis granulomatosa es casi siempre producida por M. tuberculosis; en niños, especialmente en menores de 5 años, las micobacterias no tuberculosas son más frecuentes. El PPD suele ser positivo.

El material para las tinciones y cultivos se puede obtener a través de punción-aspiración con aguja fina, aunque la biopsia tiene un mayor rendimiento.

Las linfadenopatías hiliares o mediastínicas, o ambas, se presentan más frecuentemente poco después de la infección primaria en los niños, pero también, aunque más raramente, se pueden observar en algunos adultos. Por el contrario en enfermos VIH con tuberculosis son hallazgos frecuentes.

Suele afectar a varios ganglios linfáticos que se fusionen para formar masas mediastínicas voluminosas que en la tomografía axial computarizada se verán con centros hipodensos y realce periférico tras la inyección del contraste.

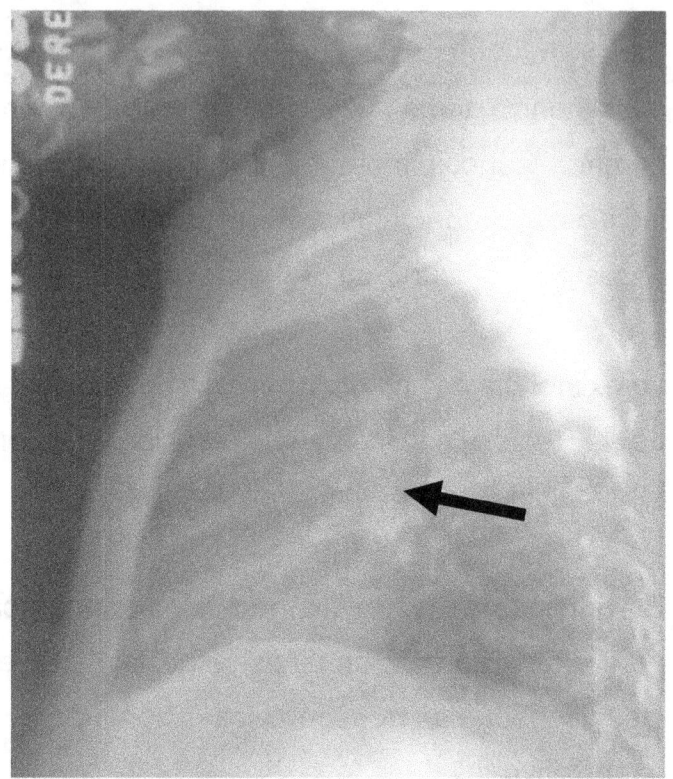

Adenopatías hiliares: Rayos X lateral de tórax de un niño de 1 año de edad donde se observan adenopatías hiliares. Caso índice: padre BK +

b) Tuberculosis del Sistema Nervioso Central:

La alteración del comportamiento, la cefalea y las convulsiones son, a menudo, los síntomas de la **meningitis tuberculosa**. Pero el espectro clínico es muy amplio, y varía desde cefaleas crónicas o alteraciones sutiles del comportamiento, hasta una meningitis aguda que puede progresar rápidamente al coma. La fiebre puede estar ausente. En las tres cuartas partes de los casos habrá evidencia de tuberculosis extrameníngea.

La afectación meníngea es más importante a nivel de la base del cerebro, por lo que pueden verse afectados los pares craneales. Igualmente, puede haber vasculitis de las arterias focales que pueden dar lugar a aneurismas e infartos hemorrágicos locales. La afectación de los vasos perforantes de los ganglios basales y de la protuberancia dará lugar a alteración de los movimientos e infartos lacunares. Cuando se comprometen las ramas de la arteria cerebral media puede existir una hemiparesia o hemiplejia.

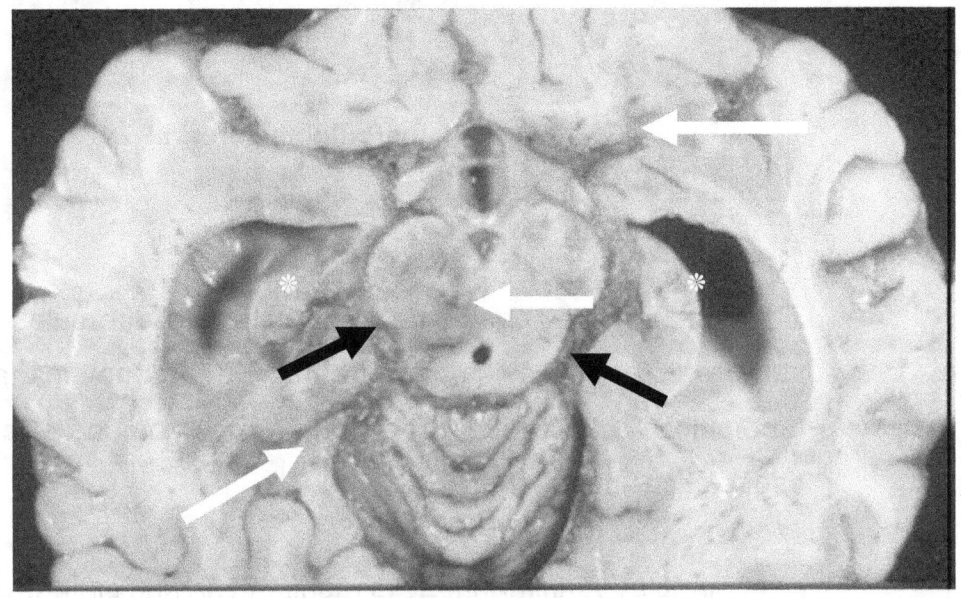

Meningitis tuberculosa: Obsérvese la dilatación de ambos ventrículos (asteriscos), el exudado inflamatorio en la cisterna (flechas negras) y múltiples focos de vasculitis sub-aguda asociada a isquemia (flechas blancas)

La meningitis es frecuente en los niños pequeños como una complicación temprana de una primoinfección, pero puede verse en cualquier grupo de edad.

El examen citoquímico del líquido cefalorraquídeo (LCR) se caracteriza por un contenido bajo de glucosa, proteínas elevadas, aumento del número de células (de predominio mononuclear) y el no crecimiento de los patógenos habituales productores de meningitis. No siempre va ha existir una prueba del Mantoux positiva.

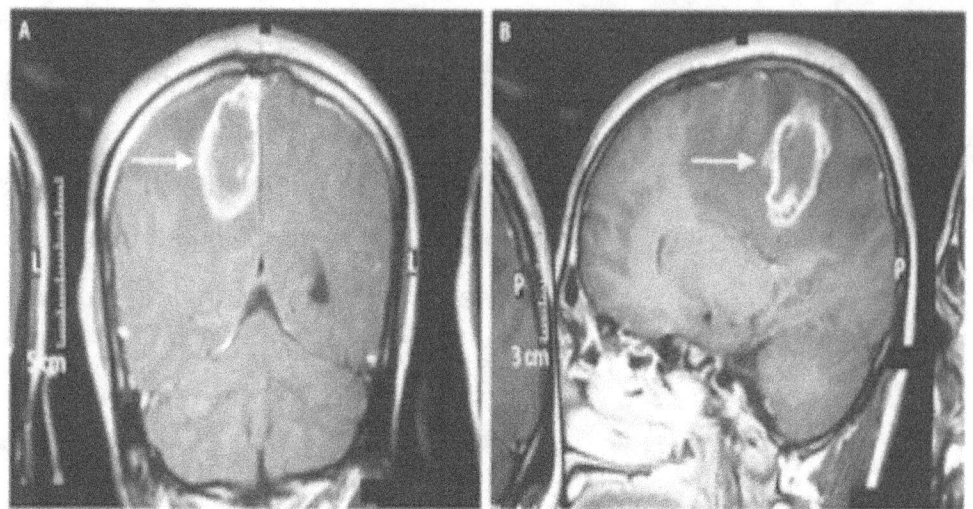

Tuberculoma cerebral

c) Tuberculosis Osteo-articular

Entre un 25 y un 50 por ciento de los casos de tuberculosis esquelética van a afectar a la columna vertebral. Es la denominada espondilitis tuberculosa o enfermedad de Pott, la más común de las afecciones esqueléticas de la tuberculosis.

Esta forma extrapulmonar es el resultado de una siembra hematógena a nivel de los cuerpos vertebrales durante la fase de bacteriemia en la primoinfección. Sus manifestaciones clínicas son muy insidiosas, por lo que el diagnóstico es habitualmente tardío, con la consiguiente giba o deformidad cifótica de la columna y las secuelas neurológicas en un número no despreciable de pacientes.

El síntoma más común es el dolor local que aumenta en intensidad a lo largo de semanas o meses, a veces acompañado de rigidez muscular. Los síntomas constitucionales están presentes en menos del 40 por ciento de los casos.

En zonas de gran prevalencia se presenta, sobre todo, en niños y adultos jóvenes, pero en países industrializados afecta con más frecuencia a enfermos de edad avanzada. La lesión inicial afecta al ángulo anterosuperior o inferior del cuerpo vertebral.

Radiológicamente, suele observarse la afectación de dos cuerpos vertebrales vecinos, con acuñamiento anterior y con destrucción del disco intervertebral. Esto provoca una cifosis, generalmente sin escoliosis. Aproximadamente, la mitad de los enfermos presenta algún grado de debilidad o parálisis en las extremidades inferiores, incluso después de iniciado el tratamiento. Esto se puede deber más a fenómenos de aracnoiditis y vasculitis que a una invasión de la médula por una masa inflamatoria.

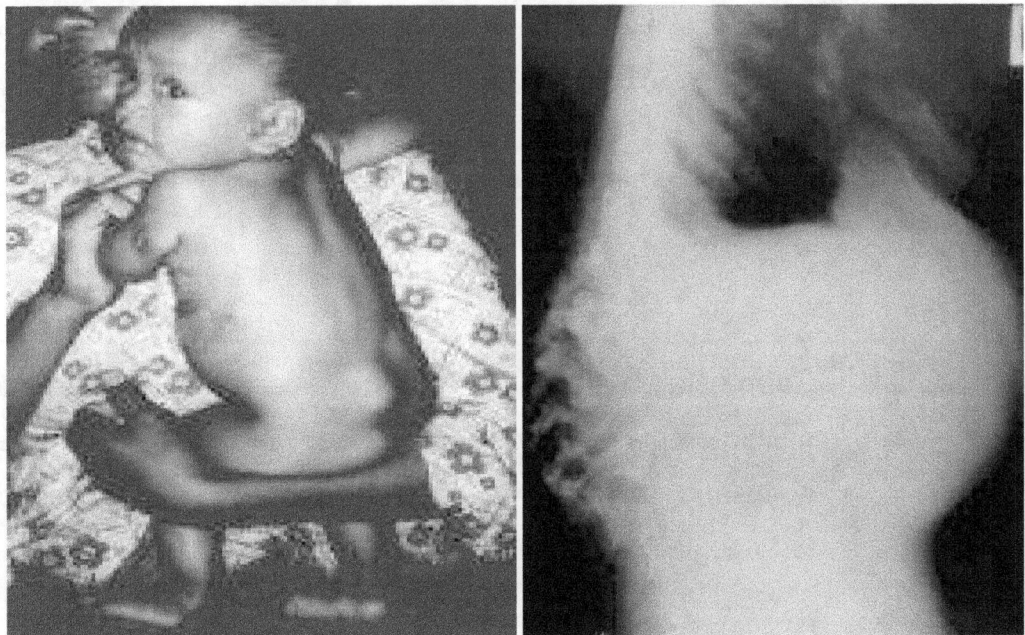

Tuberculosis Osteo-articular (Mal de Pott)

Afecta, principalmente, a la columna dorsal inferior, siguiendo en frecuencia la zona lumbar. Se desarrollan abscesos fríos para-espinales en un 50 por ciento de los casos, a veces sólo visibles con la Tomografía axial computarizada (TAC) o la Resonancia magnética nuclear (RMN), que en ocasiones por presión pueden disecar los planos tisulares y manifestarse como lesiones ocupantes en el espacio supraclavicular por arriba, o en la región de la cresta ilíaca o la ingle.

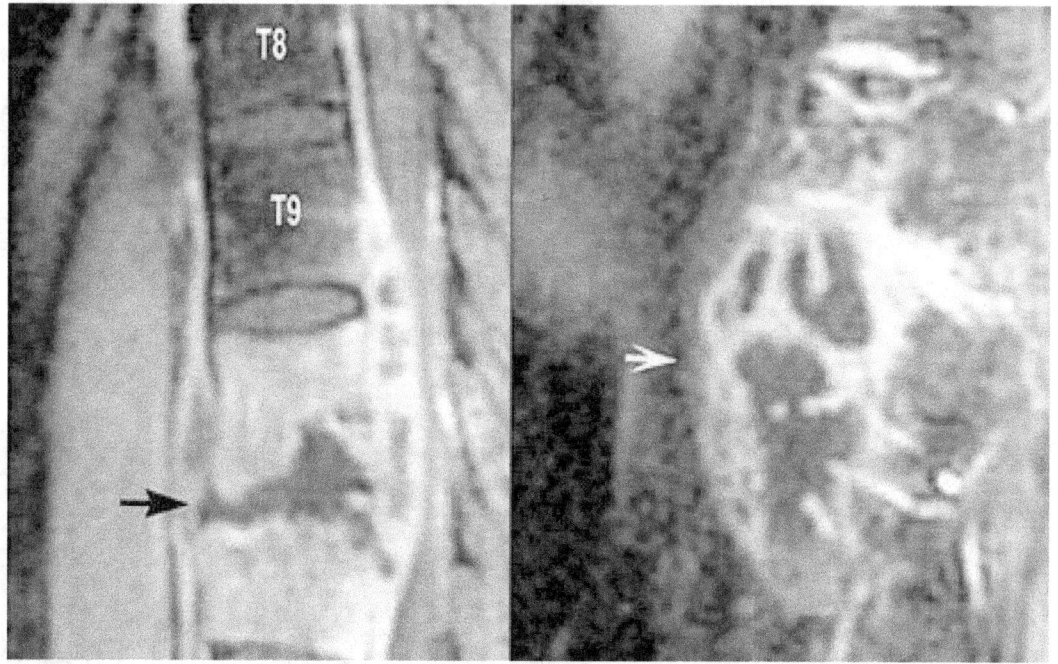

Tuberculosis ósea (Mal de Pott)

Salvo estas complicaciones, o que sean grandes, se resuelven con la quimioterapia sin necesidad de ser drenados. La cirugía puede ser necesaria en caso de inestabilidad de la columna o afectación neurológica.

La tuberculosis osteoarticular periférica afecta sobre todo a las grandes articulaciones que soportan peso, principalmente, cadera y rodilla, pero puede afectar literalmente a cualquier hueso del organismo. Se suele manifestar inicialmente como dolor semanas o meses antes de que aparezca la inflamación y las alteraciones radiológicas.

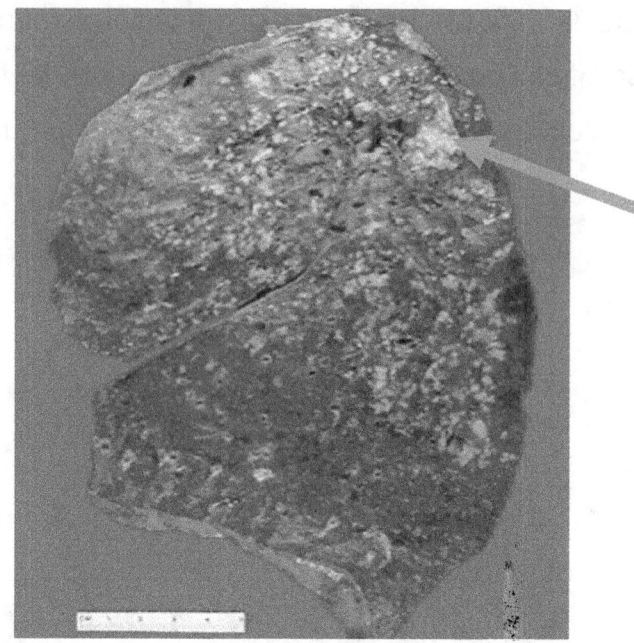

Tuberculosis secundaria: Sección del parénquima pulmonar que muestra
foco de consolidación caseosa

A causa del carácter modificado de la reacción inflamatoria en el sujeto
sensibilizado el drenaje de bacilos a los ganglios regionales es menos
común que el que se produce en el complejo primario.

La evolución posterior de las lesiones de la tuberculosis secundaria es
variable. A veces curan espontáneamente o con el tratamiento, formando
cicatrices fibro-calcificadas que originan adherencias pleurales
localizadas; aunque un número variable de lesiones tuberculosas
secundarias pulmonares pueden evolucionar de otras maneras como se
expone a continuación:

a) **Tuberculosis pulmonar progresiva:**
   Sus variantes anatomo-clínicas son:
   - La tuberculosis fibro-caseosa cavitaria (apical y avanzada)
     Ocurre cuando un foco caseoso produce erosión de un bronquiolo
     y se vacía en su interior. El foco caseso se transforma

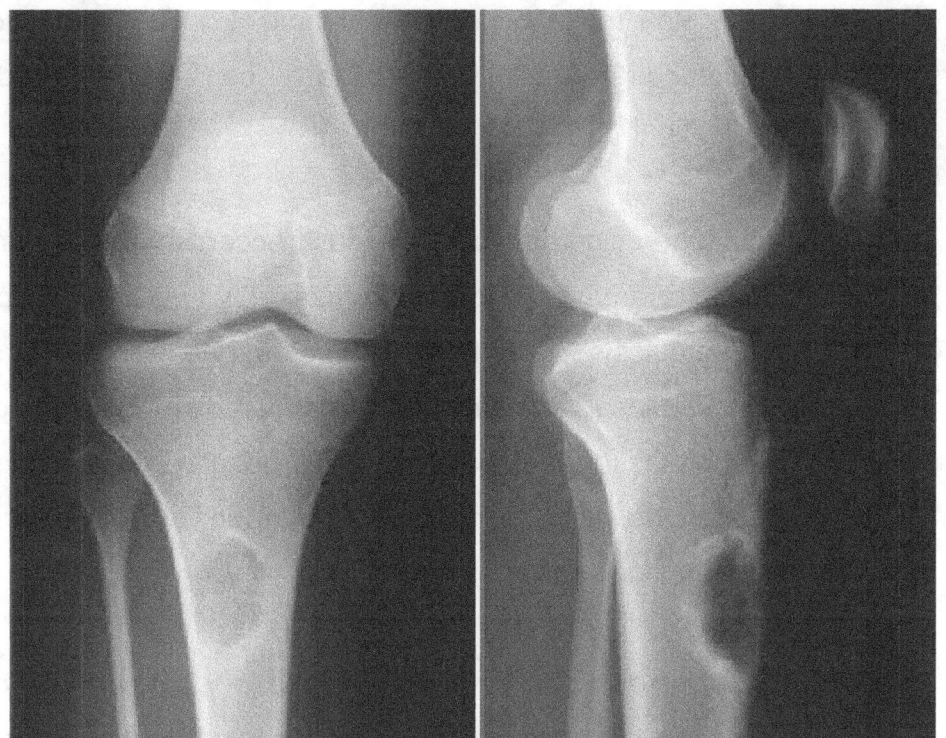

Tuberculosis articular con afectación de la tibia

En ausencia de manifestaciones extraarticulares, el diagnóstico va a requerir la biopsia. En estadios iniciales responde bien a la quimioterapia y la inmovilización.

d) Tuberculosis gastrointestinal

Puede afectar a cualquier parte del tracto digestivo desde la boca al ano. Suele aparecer como consecuencia de la deglución de secreciones respiratorias. Sin embargo, sólo en el 25 por ciento de los casos hoy en día se encuentran indicios radiológicos de tuberculosis pulmonar activa o pasada, de forma que el diagnóstico se lleva a cabo como consecuencia de una laparotomía exploradora.

El área más frecuentemente afectada es la ileocecal, y se manifiesta con diarrea, anorexia, obstrucción y a veces hemorragia. A menudo hay una masa ocupante palpable. En su diagnóstico, a veces, se confundirá con el carcinoma y con la enfermedad inflamatoria intestinal.

La tuberculosis es la causa más frecuente de hepatitis granulomatosa. Ésta raramente se presenta aislada, y suele verse en el seno de una tuberculosis diseminada. También puede observarse la peritonitis tuberculosa, consecuencia de la diseminación desde un foco tuberculoso vecino, como un ganglio mesentérico, tuberculosis gastrointestinal, un foco genitourinario, o de la diseminación de una tuberculosis miliar.

La presentación suele ser insidiosa y a veces se confunde con la cirrosis hepática en los enfermos alcohólicos. Puede haber ascitis, fiebre, dolor abdominal y pérdida de peso. A veces se palpa una masa abdominal.

Menos frecuentemente se presenta de forma aguda simulando una peritonitis aguda bacteriana. El líquido suele ser un exudado que, por lo general, contiene entre 500 y 2000 células de predominio linfocítico.

La tinción raramente es positiva, y los cultivos sólo son positivos en el 25 por ciento de los casos (el rendimiento aumenta remitiendo al laboratorio gran cantidad de líquido).

La determinación de la actividad de la adenosina desaminasa en el líquido ascítico presenta una sensibilidad del 86 por ciento y una especificidad del 100 por ciento. Para el diagnóstico puede ser necesario acudir a la biopsia quirúrgica.

e) Pericarditis tuberculosa:

Es una afectación poco común, pero dada su gravedad, es necesario un diagnóstico y tratamiento precoz.

La mayoría de los pacientes tienen afectación pulmonar extensa, y suele haber pleuritis concomitante. El origen puede estar en un foco contiguo de infección como los ganglios linfáticos mediastínicos o hiliares. La instauración de la clínica puede ser brusca, semejante a la de una pericarditis aguda, o solapada como una insuficiencia cardíaca congestiva.

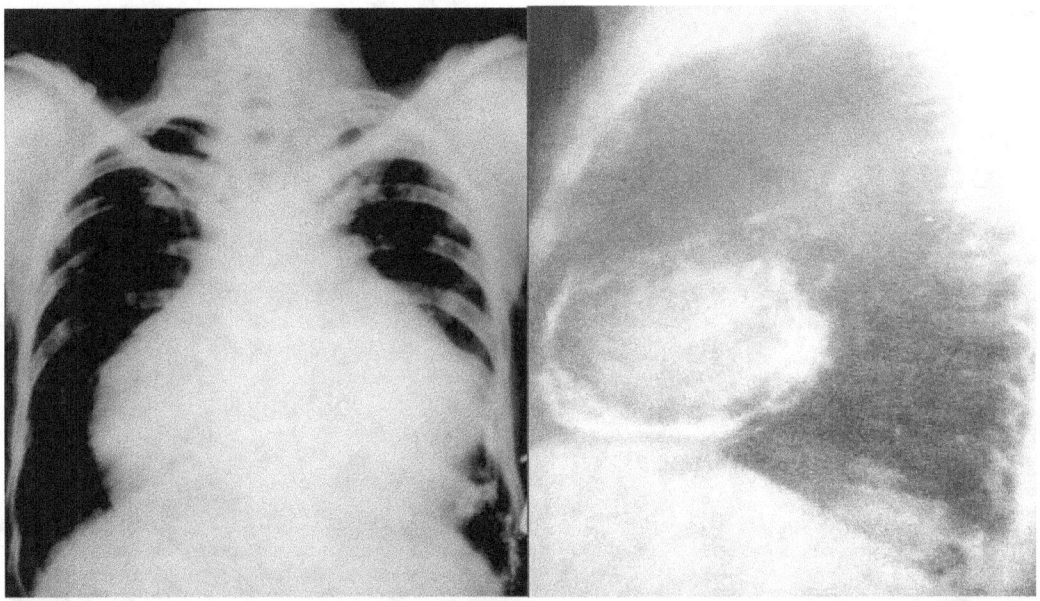

Pericarditis tuberculosa: Obsérvese el gran derrame pericárdico (izquierda) y la presencia de calcificaciones pericárdicas (derecha)

La ecografía (USG) muestra la presencia de derrame y puede mostrar loculaciones múltiples sugestivas de tuberculosis. En caso de compromiso hemodinámico puede estar indicada la pericardiocentesis. Si el cuadro no mejora en 2-3 semanas es posible crear una ventana pericárdica subxifoidea.

Aparte del tratamiento quimioterápico, la utilización de corticoides a altas dosis puede estar indicada, asociándose a una reducción de la mortalidad.

f) **Tuberculosis miliar:**

El término "miliar" asociado casi siempre a la tuberculosis, inicialmente, se utilizó para describir las lesiones patológicas, que se asemejan a las semillas de mijo. En la actualidad se utiliza para designar todas las formas de tuberculosis hematógena diseminadas independientemente del cuadro anatomopatológico.

A pesar de este grado considerable de superposición en los términos, la tuberculosis miliar puede dividirse en tres grupos:

- **Tuberculosis miliar aguda:** asociado con una reacción tisular típica a M. tuberculosis y de instauración rápida.
- **Tuberculosis miliar críptica:** una enfermedad más prolongada, con hallazgos clínicos más solapados y con respuesta histológica atenuada.
- **Tuberculosis no reactiva:** se caracteriza histológicamente por la presencia de una gran cantidad de microorganismos en los tejidos, una respuesta tisular poco organizada y un cuadro clínico séptico.

La tuberculosis miliar aguda en la época preantibiótica era con frecuencia una consecuencia temprana de la primoinfección en los niños, o menos frecuentemente en los adultos jóvenes. Se presenta como una enfermedad aguda o sub-aguda severa, con fiebre alta intermitente, sudoración nocturna y en ocasiones temblores. Sin embargo, hoy se observa con mayor frecuencia en enfermos mayores con enfermedades subyacentes que enmascaran y dificultan el tratamiento.

En dos terceras partes habrá manifestaciones tales como derrame pleural, peritonitis o meningitis. La detección de un infiltrado miliar en la radiografía de tórax es el hallazgo de mayor **utilidad** diagnóstica y la razón que muchas veces hace sospechar la tuberculosis miliar.

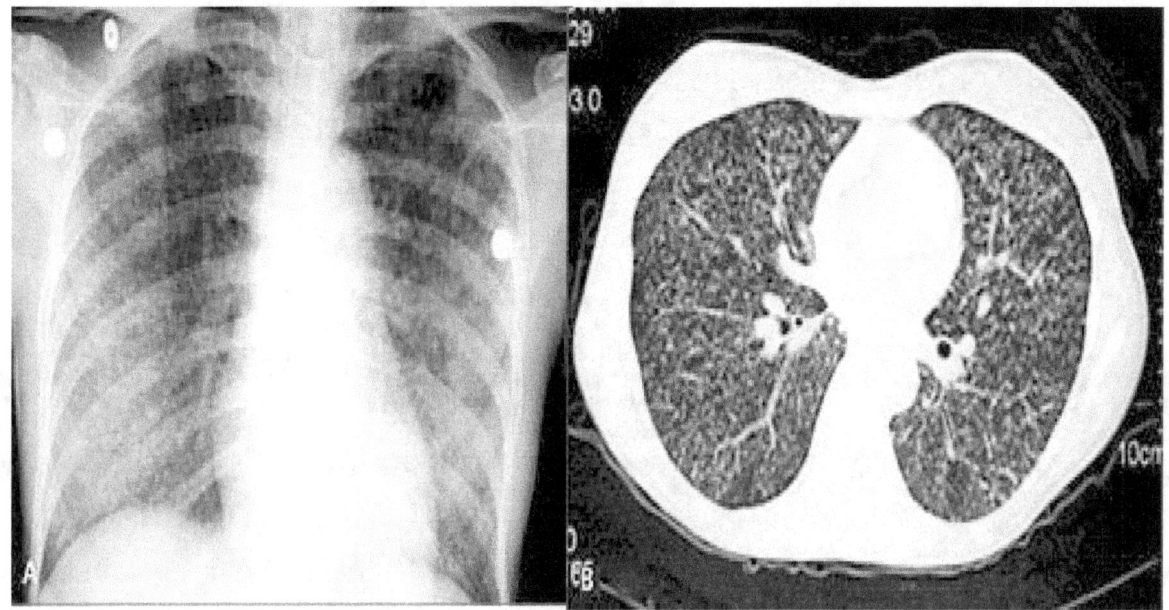

Tuberculosis miliar: Vista AP del tórax y TAC

Sin embargo, ésta puede conducir a un desenlace fatal antes de que aparezca ninguna anomalía en la radiografía, sobre todo en pacientes de edad avanzada. Se puede detectar una hiponatremia con características de secreción inadecuada de ADH, asociada frecuentemente a meningitis. Es frecuente observar aumento de las cifras séricas de fosfatasa alcalina y transaminasas.

La tuberculosis miliar fulminante puede asociarse con un síndrome de distrés respiratorio del adulto (SDRA) y una coagulación intravascular diseminada (CID).

Un PPD negativo no descarta el diagnóstico, pues la anergia a la tuberculina es un hecho frecuente en este cuadro (la hipersensibilidad se puede recuperar una vez estabilizado el paciente). Los cultivos de esputo, orina o LCR serán positivos en distintas combinaciones en la mayoría de los casos. La tinción de esputo será positiva más o menos en un tercio de los casos. A veces, es posible hacer el diagnóstico inmediato si existen muestras tisulares accesibles, como puede ser la aspiración de un ganglio o la biopsia de médula ósea o hepática. Pero el **método** óptimo para conseguir una **muestra** tisular es la biopsia transbroquial, que debe realizarse cuando exista la sospecha de tuberculosis miliar.

Los focos crónicos de tuberculosis se asocian a siembras intermitentes no progresivas del torrente circulatorio. Cuando por alteraciones inmunitarias, por ejemplo, asociadas a la edad, este fenómeno se convierte en continuo es lo que se ha dado en llamar la tuberculosis generalizada tardía o tuberculosis hematógena crónica.

Los focos más frecuentemente originarios de esta situación son renales, genitourinarios, esqueléticos o ganglios linfáticos mediastínicos o abdominales. El cuadro consiste en una fiebre de origen desconocido sin otra particularidad distintiva. La radiografía de tórax suele ser normal y el PPD negativo. Puede verse asociada a alteraciones hematológicas significativas como leucopenia, agranulocitosis, trombocitopenia, anemia refractaria, reacciones leucemoides y policitemia.

Otro término utilizado en la **literatura** es la tuberculosis miliar críptica, generalmente aplicado a pacientes de edad avanzada con tuberculosis miliar en quienes el diagnóstico es incierto debido a la ausencia de anormalidades en la radiografía de tórax, a la negatividad del PPD, y a menudo a la presencia de enfermedades subyacentes a la que erróneamente se les atribuye los síntomas del enfermo.

El cuadro clínico de la tuberculosis no reactiva es el de una sepsis fulminante, asociada a esplenomegalia y a menudo un aspecto "apolillado" difuso en la radiografía de tórax. Suele asociarse también a alteraciones hematológicas importantes. Afecta invariablemente a hígado, bazo, y a veces médula ósea, pulmones y riñones.

Como se puede apreciar, el conocer bien la clínica de la tuberculosis nos permitirá, por tanto, seleccionar el grupo de enfermos en los que estará indicado descartar esta enfermedad. Este es un aspecto fundamental para intentar incrementar la detección de casos, una de las dos medidas más importantes (la otra es la curación de casos) para el control de esta enfermedad infecciosa.

3ra PARTE

Tuberculosis infantil

- **Características de la Tuberculosis infantil**
- **Formas de adquirir un niño la tuberculosis**
- **Diagnóstico de la tuberculosis infantil**

*Los niños son los grandes "parías"
de la Tuberculosis.*

6 TUBERCULOSIS INFANTIL

El manejo del niño con tuberculosis tiene una serie de diferencias importantes con respecto al adulto, por lo que es necesario conocerlas para no dejar desprotegido a este importante segmento de la población. El niño, con respecto al adulto, tiene un **diferente comportamiento epidemiológico, una diferente presentación clínica y una diferente rentabilidad de los elementos que sirven para el diagnóstico**. Tan solo el manejo terapéutico es similar, con la salvedad de poder utilizar un menor número de fármacos en la primera fase, al tener también una menor carga bacilar.

Esto es especialmente marcado en los niños menores de 5-7 años, pues por encima de esta edad el niño ya reproduce formas de tuberculosis del adulto, con mayor frecuencia de afección pulmonar y de producir tuberculosis cavitarias y con posibilidad de ser baciloscopia positiva.

Es por ello que, cuando se habla del manejo de la Tuberculosis infantil como una clara diferencia con respecto al adulto, la gran discrepancia se produce en los niños menores de 5-7 años, incrementándose la diferencia a medida que la edad es menor.

La situación de los niños frente a la pandemia mundial de tuberculosis es todavía más grave por ser más vulnerables a la enfermedad que los adultos. El mayor riesgo de contraer tuberculosis lo tienen los niños que conviven con adultos que tienen factores de riesgo de tuberculosis, por lo que se considera a la tuberculosis infantil como una "enfermedad familiar"

Los niños presentan diferente fisiopatología de la infección tuberculosa reciente que los adultos, siendo la multiplicación de bacterias muy rápida. Debido a la inmadurez de su sistema inmune tienen un riesgo mayor de progresar de infección a enfermedad y de presentar formas graves y diseminadas de tuberculosis. Los menores de 5 años pueden desarrollar estas formas graves, fundamentalmente tuberculosis miliar y meningitis en menos de tres meses tras la infección.

A pesar de que los niños que desarrollan la enfermedad no son prácticamente nunca bacilíferos, el tratamiento adecuado de la exposición a la tuberculosis bacilífera y de la infección tuberculosa latente en niños contribuye a crear una vigilancia estrecha de los núcleos familiares que asegure un riguroso estudio de contactos y contribuya a evitar formas graves de tuberculosis.

Esto explica la necesidad de que el análisis y estudio de la tuberculosis en la infancia se debe enfocar bajo el prisma de la prevención, ya que el diagnóstico y tratamiento de la infección tuberculosa puede evitar su progresión a enfermedad. Un niño enfermo de tuberculosis representa un fallo en el sistema preventivo de la enfermedad que es necesario investigar.

6.1   CARACTERÍSTICAS DE LA TUBERCULOSIS INFANTIL:

a) Comportamiento Epidemiológico:

El niño con tuberculosis es, casi siempre, **baciloscopia negativa** por lo que se asume que su **capacidad de contagio es muy baja**, si lo comparamos con la del adulto. Esta escasa contagiosidad otorga a su control escasa relevancia epidemiológica para la comunidad y hace que su manejo tenga un interés fundamentalmente clínico.

Sin embargo, la tuberculosis del niño siempre es **reflejo de una transmisión reciente**, por lo que, como concepto, detrás de esta enfermedad en un niño, siempre **hay que buscar un adulto bacilífero cercano que lo ha contagiado**, lo que sí posee una alta importancia epidemiológica y de Salud Pública.

Por ello, los niños no sólo sufren las consecuencias del mal control de esta enfermedad en la comunidad, pues se acaban convirtiendo en la **población diana de los logros del Programa Nacional contra la Tuberculosis**, sino que los estudios epidemiológicos que se pueden realizar sobre ellos son tremendamente importantes, tanto si se realizan para analizar los parámetros de la infección, la enfermedad o la muerte.

b) **Comportamiento clínico:**

La primoinfección tuberculosa en el niño suele **pasar inadvertida** y evolucionar hacia la curación espontánea (en el mejor de los casos) o presentar **síntomas inespecíficos** que pueden llevar a que no se piense en la posibilidad diagnóstica de la enfermedad.

En la gran mayoría de los casos de tuberculosis infantil, la enfermedad se produce por progresión de una tuberculosis primaria, lo que conlleva a que, con mayor frecuencia, se presente **diseminación hematógena y linfática**.

Es particularmente importante el **marcado trofismo por la localización linfática** que tiene la tuberculosis en el niño menor de 5 años (de hecho la forma de presentación extrapulmonar más frecuente en nuestro medio). Esta afección puede llegar a ser grave por el tamaño de las adenopatías. Además, en estos casos, el 65-75% de las adenopatías tuberculosas tienen localización intratorácica, sobre todo hiliares y/o mediastínicas. El resto son extratorácicas, entre la que destaca la que afecta a la cadena ganglionar del cuello, afección llamada más comúnmente escrófula.

Es necesario resaltar que los niños de muy corta edad, sobre todo los menores de 6 meses, aún no tienen perfectamente desarrollado el sistema inmune celular y, por ello, son especialmente susceptibles a las diseminaciones hematógenas y a la posible **presentación de tuberculosis miliar y otras formas graves de la enfermedad**. De entre éstas, es necesario estar alerta al posible desarrollo de formas meníngeas, la más grave y mortal que pueden presentar los niños.

A pesar de todo, **la presentación clínica más común en niños es la tuberculosis pulmonar**, aunque, como se ha expuesto, la miliar y extrapulmonar es más común de observar que en adultos y, por ello, se debe mantener una elevada sospecha diagnóstica.

c) **Dificultades para su diagnóstico:**

Mientras el diagnóstico de la tuberculosis en el adulto se basa, fundamentalmente, en los estudios bacteriológicos, en el niño tan **solo en un pequeño porcentaje estas técnicas son útiles** (recordar la escasa población bacilar de la enfermedad a estas edades), por lo que otros métodos diagnósticos indirectos adquieren una importancia mayor.

Esta falta de apoyo en la microbiología hace mucho **más difícil el diagnóstico** y, con mucha frecuencia, se tiene que asumir en base a otros métodos mucho menos específicos. Por tanto, **el diagnóstico de certeza de tuberculosis se puede emitir en muy pocas ocasiones** haciéndose necesario conocer en profundidad lo que pueden ofrecer los métodos indirectos.

Al no existir la base del diagnóstico de certeza, se asiste con frecuencia a un **posible infra o supra-diagnóstico**, dependiendo de la importancia que se pueda dar a la evaluación de los métodos alternativos.

6.2 FORMAS DE ADQUIRIR LOS NIÑOS LA TUBERCULOSIS:

Aunque, como ha sido, explicado en Capítulos precedentes, la forma más común de adquirir la tuberculosis es la vía aerógena, en los niños existen otras formas de infección que, aunque raras y poco frecuentes deben ser también conocidas.

a) Etapa Pre-natal (Tuberculosis congénita):

Es una forma clínica rara de la enfermedad y poco diagnósticada cuya frecuencia exacta es desconocida, por lo mismo es insuficientemente entendida. En la literatura anglosajona existen solamente alrededor de 300 casos reportados.

Muchos de ellos se diagnostican post mortem o en forma tardía debido a lo inespecífico de los signos y síntomas, por lo que el desenlace fatal se presenta relacionado por lo inoportuno del momento en que se impone el tratamiento.

La prevalencia de la tuberculosis en la mujer embarazada también se desconoce pero debido al incremento de la enfermedad, es esperado que aumente esta forma de presentación, por lo que es muy importante considerar este diagnóstico en cualquier mujer embarazada joven con manifestaciones de infección.

La bacilemia tuberculosa ocurre durante el embarazo y puede ocasionar infección de la placenta o del tracto genital femenino. La transmisión al feto puede ser por vía hematógena a través de la placenta o por aspiración o ingestión de bacilos por medio del líquido amniótico o de una infección genital:

- **Placentaria:**
  Directamente a través de la vena umbilical, o a partir de tubérculos caseosos formados en la placenta infectada. Esta vía dará lugar a un foco primario localizado en el hígado, de donde el bacilo puede pasar a la circulación general y producir focos en los pulmones.

- **Líquido amniótico infestado:**
  Esta variante se produce cuando existe rotura de una lesión caseosa en la placenta. La aspiración o ingestión del líquido dará lugar a múltiples focos primarios localizados en pulmón, intestino y oído.

Se cree que con la diseminación hematógena se facilita que el complejo primario se localice a nivel de hígado o pulmones, pero se reportan numerosos casos donde, inclusive mediante la autopsia, no se puede determinar el complejo primario.

Los criterios para diferenciar la Tuberculosis congénita de la adquirida en la etapa neonatal fueron establecidos desde 1935 por

Beitzke; estos criterios han variado poco; Cantwell y colaboradores sugieren que para apoyar el diagnóstico de Tuberculosis congénita, se requiere que <u>el niño tenga lesiones tuberculosas</u> y uno de los siguientes criterios:

- Que las lesiones se hayan confirmado en los primeros días de vida.
- Que se observe el complejo primario hepático o de granulomas hepáticos con contenido caseoso.
- Que se confirme tuberculosis de la placenta o del tracto genital femenino.
- Que se excluya que el niño tuvo la posibilidad de contagiarse en la etapa neonatal.

La presentación clínica de la Tuberculosis congénita en el recién nacido es semejante a la causada por sepsis bacteriana, infecciones congénitas y otras infecciones de baja frecuencia que son adquiridos por el neonato a través de la vía transplacentaria y que se investigan con la nemotecnia de **TORCH-ES** (sífilis, infección por citomegalovirus, herpes, rubéola, hepatitis, SIDA, etc.)

El diagnóstico se debe sospechar cuando el neonato presenta signos clínicos que no mejoran con la terapia antibiótica habitual. Naturalmente, la sospecha debe ser mayor si la madre ha tenido o tiene tuberculosis.

La prueba cutánea de tuberculina en el neonato es poco útil debido a su inmadurez inmunológica, y ésta puede ser más pronunciada si el neonato es pretérmino. Los signos clínicos en los niños son inespecíficos para hacer el diagnóstico. Hageman, quién reporta una de las series más grandes de tuberculosis congénita encontradas en la literatura refiere que la hepatoesplenomegalia se observa en el 76% de los casos, seguida de dificultad para respirar (72%), fiebre (48%), linfadenopatía (38%), distensión abdominal (24%), letargia e irritabilidad (21%), secreciones de oídos (17%) y lesiones papulares en piel (14%).

Otros autores también reportan formas de presentación que van desde el shock séptico fulminante con coagulación intravascular diseminada y falla respiratoria hasta neonatos con ascitis hemorrágica y parálisis del nervio facial.

La edad media de presentación es de 24 días de vida, con un límite de entre 1-84 días. Las radiografías son generalmente anormales, presentándose casi siempre infiltrados inespecíficos. El diagnóstico se establece por la confirmación del bacilo en diferentes fluidos del organismo como son: contenido gástrico, endotraqueal, secreciones de oídos, líquido cefalorraquídeo, orina, líquido peritoneal, secreción obtenida de broncoscopia y biopsias de nódulos linfáticos, hígado, piel, pulmones, médula ósea y oídos.

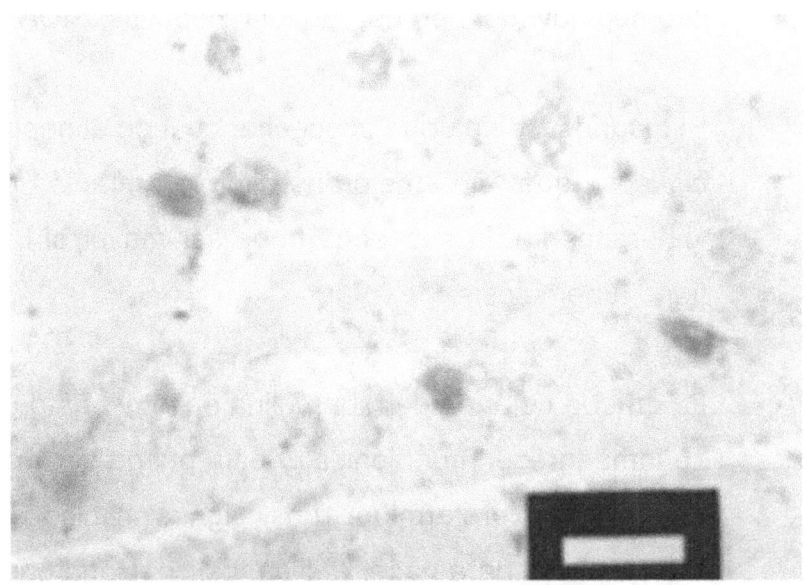

Tuberculosis congénita: Frotis de jugo gástrico teñido con Ziel-Nielsen en donde se identifican dos bacilos de Koch y células gigantes multinucleadas tipo Langhans.

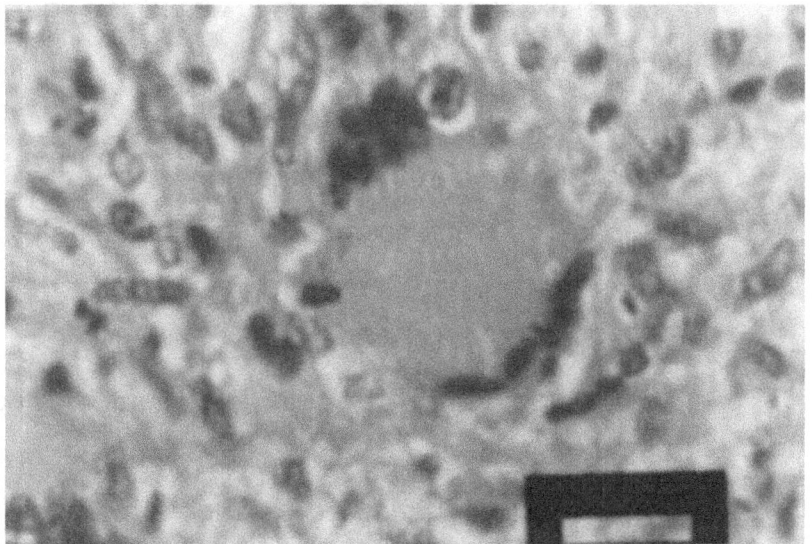

Tuberculosis congénita: Tejido uterino teñido con hematoxilina-eosina mostrando célula gigante tipo Langhans con fagocitosis activa

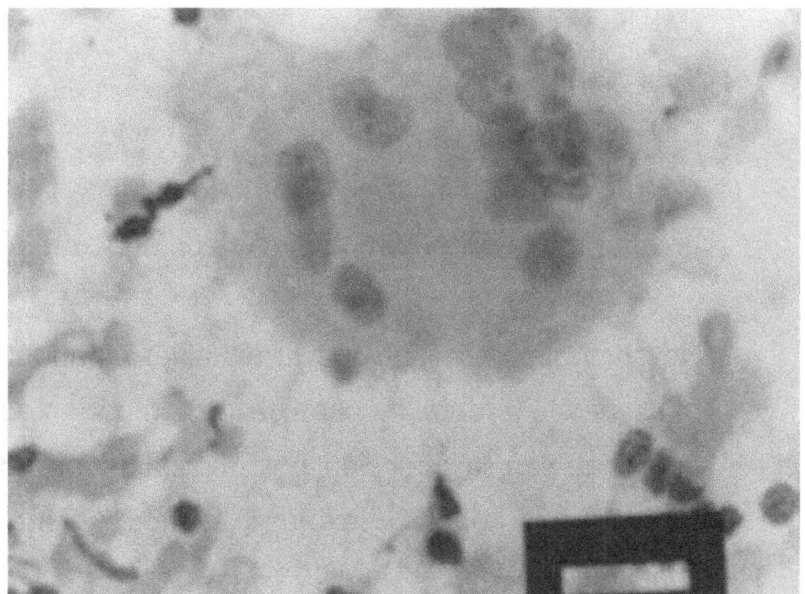

Tuberculosis congénita: Citología en fresco de curetaje endometrial con tinción de Papanicolaou mostrando célula gigante multinucleada tipo Langhans

b) Etapa Peri-natal:

También es infrecuente en nuestro medio. Aunque muy relacionada con la anterior, esta variante de adquisición de la tuberculosis en los niños está supeditada por la infección del niño por dos vía fundamentales:

- **Paso por el canal de parto:**

  A partir de la infección de los genitales maternos que propicia la infección del bebé en la progresión del parto

- **Vía aérea:**

  En el neonato hijo de una madre enferma bacilífera es la forma más frecuente de contagio, casi siempre por el estrecho contacto con ella. Esta definición es importante pues la suspensión de la lactancia materna sólo está indicada en aquellos casos de tuberculosis activa materna, más por el estado de la madre que por las posibilidades de transmisión a través de la leche materna.

c) **Post-natal:**

Es la más frecuente de observar en el niño. Se produce a través de la aspiración de las microgotas procedentes de las vías respiratorias de un enfermo bacilífero en contacto con el pequeño.

No obstante, recordar que la situación inmunológica en el niño es totalmente diferente: muchos de los componentes del sistema inmune que controlan la infección por micobacterias son diferentes en los niños con relación a los adultos, tanto cualitativa como cuantitativamente.

Esta situación en conjunción con otros factores genéticos, ambientales, grado de exposición a la infección, etc. pueden llevar a que la infección progrese a enfermedad más fácilmente y que esta sea más severa. De esta forma se reconoce que:

- **Fase de respuesta pre-inmune:**

  Los macrófagos alveolares de los niños, sobre todo de los lactantes, tienen disminuida su capacidad bactericida, la quimiotaxis y el reclutamiento de monocitos y macrófagos en los tejidos.

  Se ha objetivado que hasta los seis años de edad no se alcanzan los niveles de respuesta del adulto. Además en niños pequeños, dichas células tienen menor capacidad de producir citoquinas en respuesta a la infección.

  Todo ello lleva a que la carga bacteriana, antes de que se produzca el inicio de la respuesta inmune (respuesta antígeno específica y elaboración de citoquinas) sea elevada, por lo que la probabilidad de diseminación de los bacilos está aumentada, serían niños con PPD- y formas clínicas severas: tuberculosis miliar y/o meningitis tuberculosa.

- **Fase de respuesta antígeno-específica:**

  En los niños hay una capacidad de respuesta de células dendríticas disminuida tanto cuantitativa como cualitativamente. Esto se traduce en que a nivel del ganglio linfático la respuesta está retrasada, con menor capacidad de respuesta inmunitaria celular (PPD-), por lo que aumenta la probabilidad de diseminación de los bacilos.

  La eficacia de BCG en proteger frente a formas diseminadas de tuberculosis (miliar, meníngea), sugiere que una inmunidad parcial preexistente es suficiente para proteger frente a formas diseminadas de la infección.

- **Producción de Linfoquinas:**

  Los linfocitos T (CD4) tienen menos capacidad para producir linfoquinas, en concreto en los niños hay una menor respuesta en la producción de Interferón Gamma y Factor de Necrosis Tumoral que son elementos esenciales para una respuesta vigorosa frente a la infección por micobacterias.

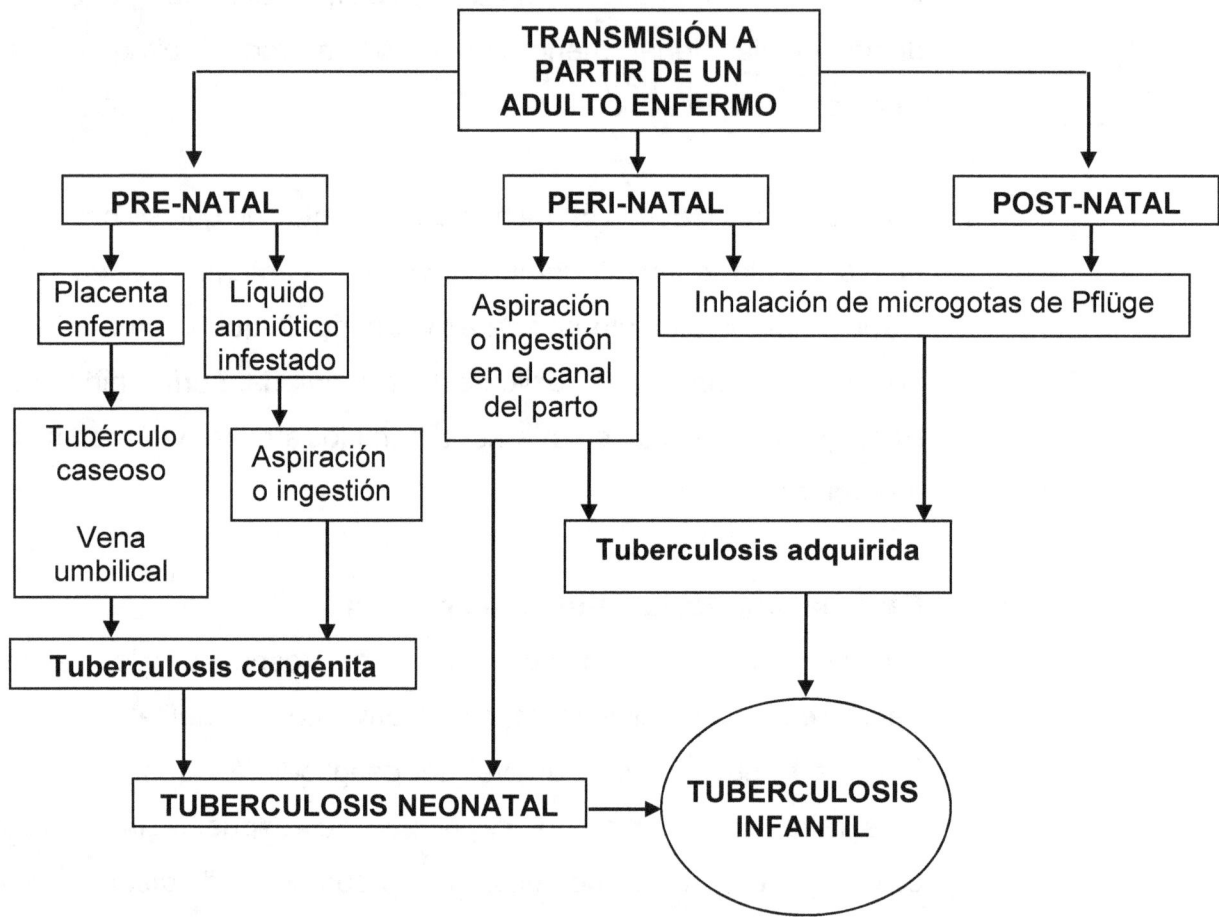

Formas de adquirir los niños la Tuberculosis

6.3 DIAGNÓSTICO DE LA TUBERCULOSIS INFANTIL:

Pese a los avances en la micobacteriología el diagnóstico de la tuberculosis en los niños aún continúa siendo un gran reto para el clínico.

A menudo, lo que sucede es que encontramos, entre los contactos de un adulto enfermo, a un niño asintomático con imágenes radiológicas sugestivas de la enfermedad. También puede suceder, aunque menos frecuentemente, que pensamos en la posibilidad diagnóstica de tuberculosis frente a un niño con síntomas inespecíficos (fiebre ligera, tos, inapetencia, no ganancia de peso) o con una neumonía que no responde adecuadamente al tratamiento impuesto y, raramente, encontramos un niño con manifestaciones evidentes (pulmonares o extra-pulmonares) que nos hagan pensar directamente en Tuberculosis.

Por ello, el diagnóstico de Tuberculosis, debe transitar por la evaluación cuidadosa de diferentes criterios entre los que se encuentran:

A) CRITERIO EPIDEMIOLÓGICO:

La frecuencia e importancia del foco de contagio familiar ha sido ampliamente referido en la literatura. Es por ello que la Organización Mundial de la Salud (OMS) considera el estudio de los contactos como uno de los métodos prácticos de detección, especialmente en niños.

Esto obliga a que siempre que se diagnostique tuberculosis pulmonar en un adulto, sea necesario revisar a todos los niños que hayan tenido contacto mantenido y directo con él. De la misma manera, siempre que se diagnostique tuberculosis en un niño, es imprescindible investigar, en el medio familiar, la existencia de un adulto bacilífero todavía no diagnosticado.

A pesar de su importancia como apoyo al diagnóstico de tuberculosis, esta es mucho mayor en los países de baja prevalencia, ya que en estos casos existen pocos focos contagiosos en la comunidad, y encontrar el caso índice tiene un gran valor. En los países de alta endemia, sin embargo, al haber tantos casos contagiosos en la comunidad, aunque no exista un contacto claro, éste se puede asumir con menor probabilidad de error.

Es por ello que cobra especial importancia la monitorización y vigilancia sistemática en busca de nuevas fuentes de infección tanto de forma activa (entre la población de riesgo) como pasiva (sintomáticos respiratorios de más de 14 días [SR+14]) lo que permitirá el logro de objetivos cruciales como:

- Identificación del posible caso primario
- Identificación de casos secundarios
- Determinación de personas infectadas o no
- Evaluar y aplicar medidas preventivas

B) CRITERIO CLÍNICO:

La tuberculosis infantil, como hemos visto hasta aquí, carece de síntomas, hallazgos exploratorios, o datos analíticos propios que permitan diferenciarla con claridad de otras enfermedades respiratorias. La sintomatología en los niños es muy poco florida e inespecífica y depende del momento de la patogenia de la enfermedad en que se sospeche el diagnóstico.

La repercusión sobre el pulmón se traduce en dos situaciones patológicas distintas:

- **La Primo-infección tuberculosa:**

  Definida como el conjunto de fenómenos biológicos que tienen lugar cuando un individuo entra en contacto por primera vez con el bacilo tuberculoso.

  Es consecuencia del fallo de las defensas locales o barrera inmunológica tras la infección primaria. En un 95% de los casos transcurre de forma asintomática o con sintomatología escasa que recuerda la de un estado gripal.

  Su forma de expresión la constituye el Complejo primario de Ranke (constituido por: el chancro de Gohn o foco de inoculación, linfangitis y adenopatías mediastínicas)

- **La enfermedad tuberculosa propiamente dicha:**

  Usualmente tiende a desarrollarse varias semanas o meses después de la infección. Es consecuencia de una nueva interacción entre el organismo infectado y los bacilos (reinfección endógena o exógena). Dependiendo de los órganos que afecta puede ser: pulmonar o extra-pulmonar, por lo que su sintomatología dependerá también del órgano afectado.

El estudio analítico general tampoco ofrece datos característicos, aunque, igualmente, se debe realizar siempre, con fines de diagnóstico y, en ocasiones, de seguimiento del enfermo durante el tratamiento.

Aunque muy inespecíficos, se pueden observar los siguientes datos:

- **Eritrosedimentación (VSG):** acelerada, aunque no suele exceder los 50-60 mm a la primera hora.

- **Proteínas totales y Fraccionadas:** hipoproteinemia si la evolución es prolongada.

- **Hemoglobina:** anemia moderada.

- **Leucograma:** en las formas agudas y febriles puede haber leucocitosis con neutrofilia, aunque es más frecuente la linfocitosis en las formas subagudas y crónicas.

- **Funcionamiento hepático:** a veces, antes de empezar el tratamiento, se observan alteraciones hepáticas (aumento de transaminasas y/o GGT [gamma glutamil transferasa]). Con frecuencia no se debe a infiltración del hígado, sino al estado tóxico.

- **Ionograma:** algunos casos diseminados graves pueden cursar con hiponatremia e hipocloremia, por síndrome de secreción inadecuada de hormona antidiurética;

- **Coagulograma:** alteración de las pruebas de coagulación;

- **Cituria:** la presencia de hematuria sin dolor cólico y piuria con urocultivo negativo hacen aconsejable descartar tuberculosis renal.

C) CRITERIO RADIOLÓGICO:

En general las anormalidades radiológicas en la tuberculosis pulmonar pediátrica son causadas por una combinación de infiltrado parenquimatoso y cambios mecánicos (hiperinsuflación y/o atelectasia) inducidos por obstrucción parcial o completa de las vías respiratorias, debido a crecimiento desmesurado de los nódulos linfáticos intratorácicos.

Los hallazgos más frecuentes son: adenopatías hiliares o mediastinales, hiperinsuflación o atelectasia, consolidación alveolar, densidad intersticial, derrame pleural y cavitación (rara antes de la adolescencia)

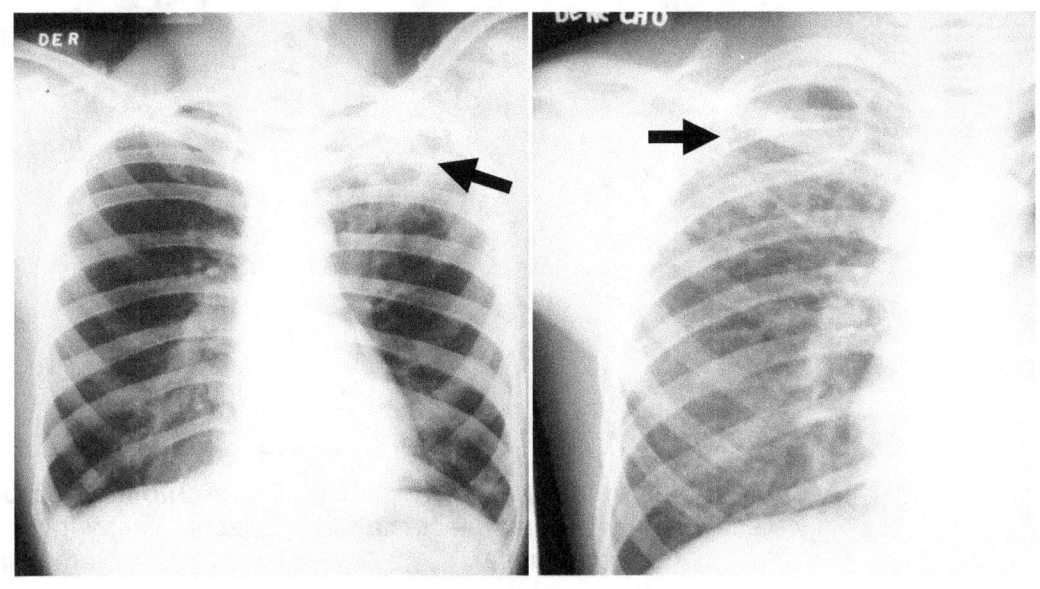

Tuberculosis pulmonar: Imágenes de Cavernas tuberculosas

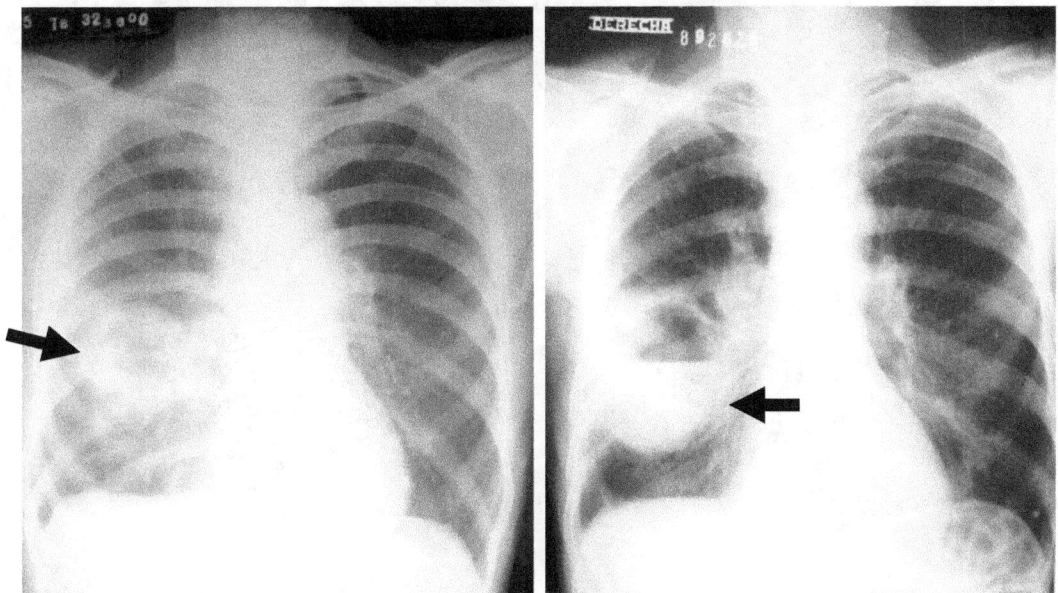

Tuberculosis pulmonar: Imágenes de absceso pulmonar

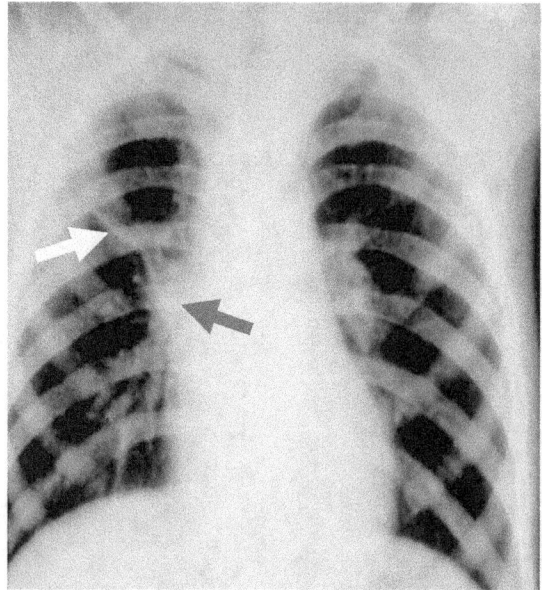

Tuberculosis pulmonar: adenopatía
(flecha azul) y banda atelectasia
(flecha amarilla)

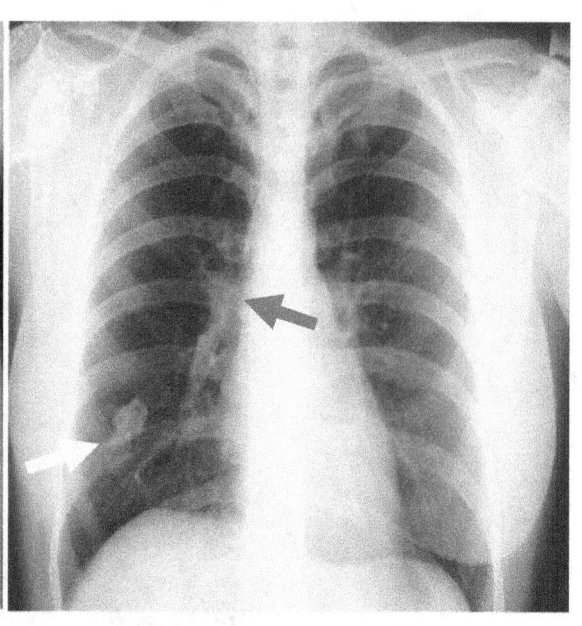

Tuberculosis pulmonar: adenopatía
(flecha azul) y foco primario (flecha
amarilla)

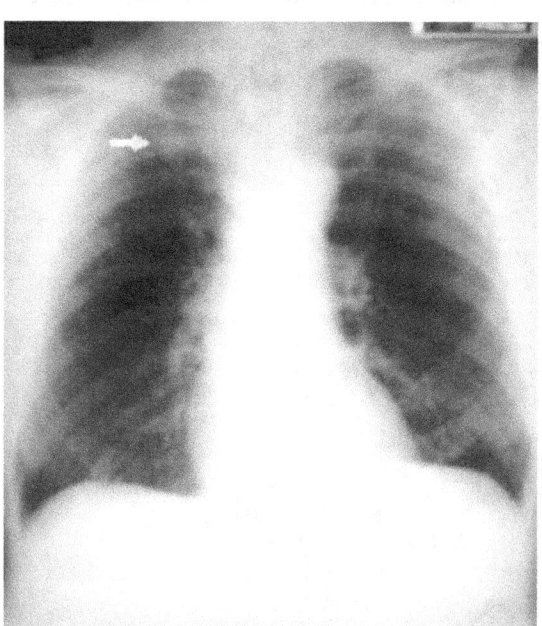

Tuberculosis pulmonar: Nódulo
pulmonar solitario

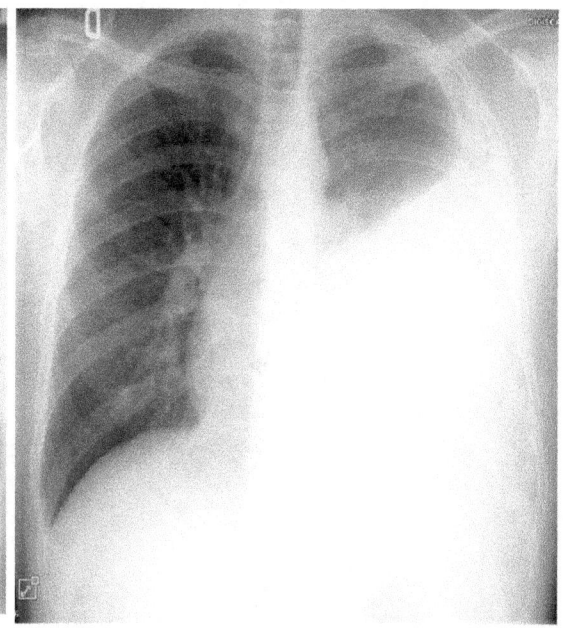

Tuberculosis extra pulmonar: Derrame
pleural tuberculoso

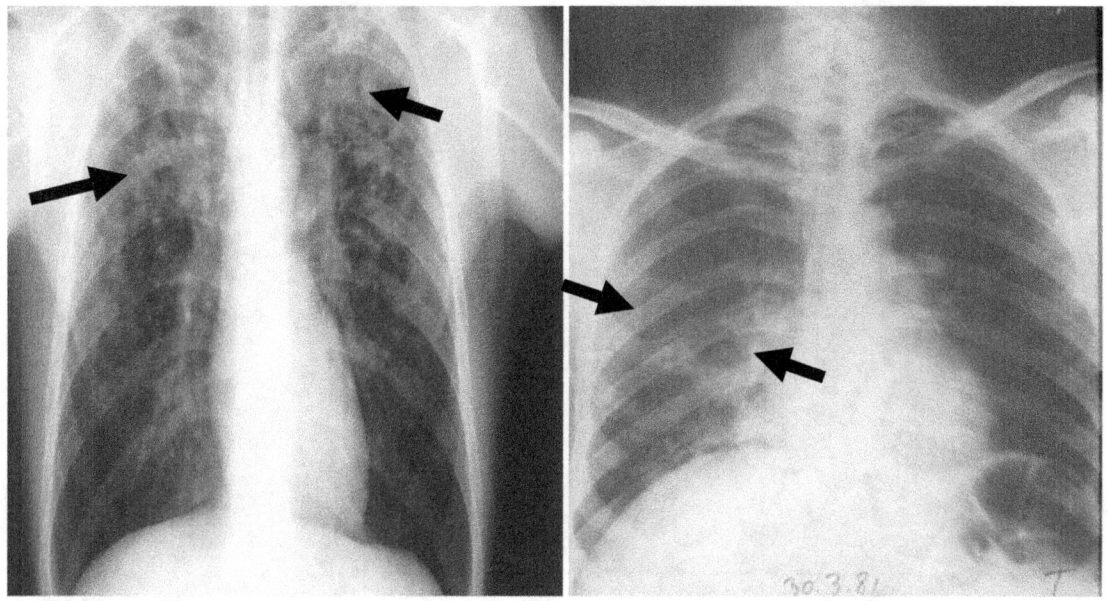

Tuberculosis pulmonar: Granulomas en vértices superiores (signo del árbol en brote)

Tuberculosis pulmonar: Lesión del lóbulo medio con cavidad y derrame pleural asociado

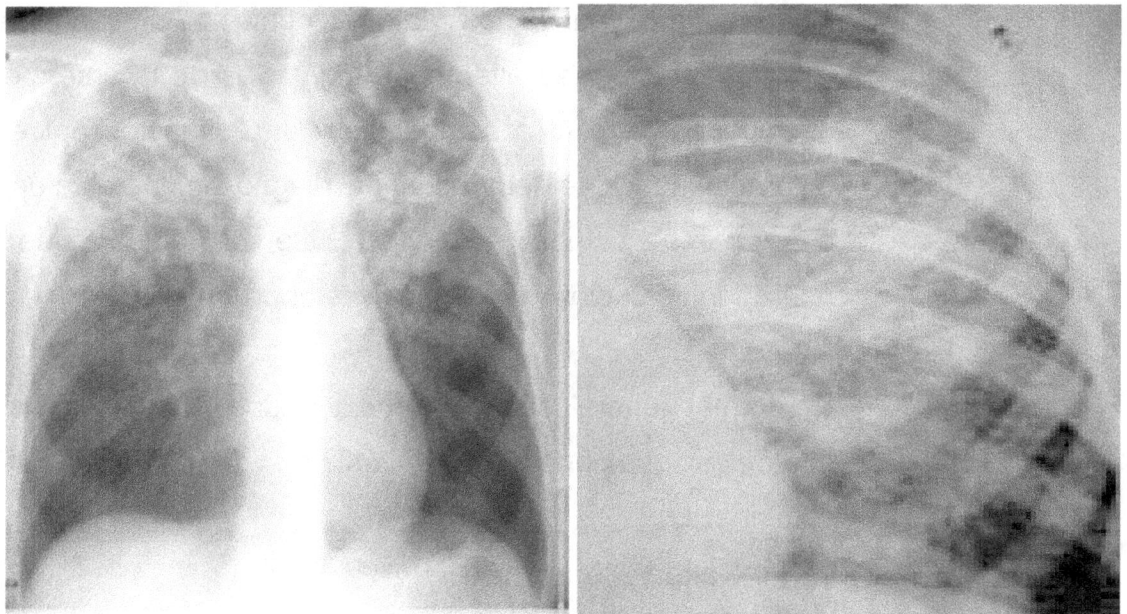

Tuberculosis miliar

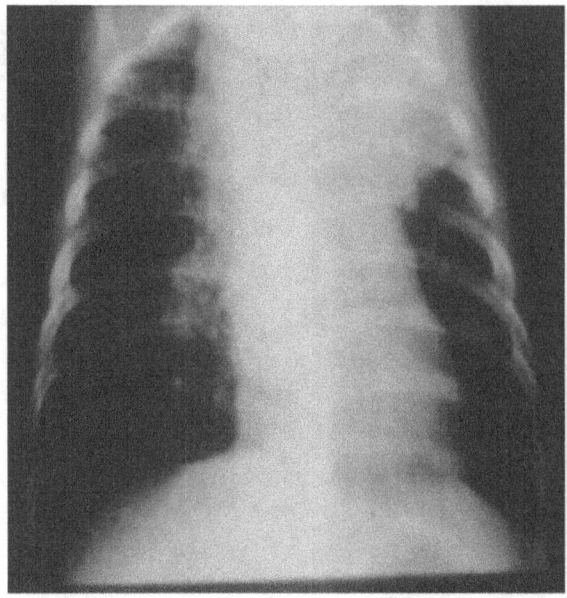 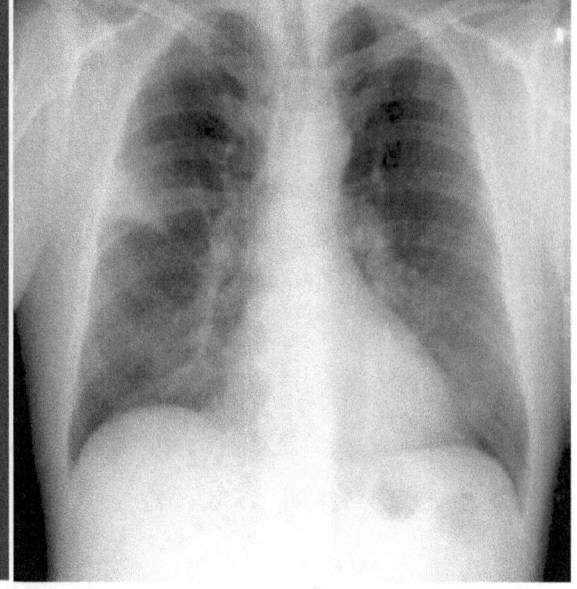

Tuberculosis pulmonar: Paciente de 7 meses con una gran masa de adenopatías mediastínicas que produce colapso del lóbulo superior izquierdo

Tuberculosis pulmonar: Condensación segmentaria en lóbulo superior derecho que se interpretó inicialmente como una Neumonía comunitaria.

La tuberculosis, tanto pulmonar como extrapulmonar, no presenta ningún signo radiológico patognomónico. Así, aunque existan lesiones radiológicas altamente sugestivas de la enfermedad y se acompañen de clínica compatible y una situación epidemiológica favorable, nunca se debe admitir el diagnóstico de esta enfermedad con un simple estudio radiológico. Este sólo indicará que se deben realizar los estudios microbiológicos oportunos.

De forma general se han descrito cuatro patrones radiológicos diferentes que pueden manifestarse de forma aislada o en combinación:

- Patrón adenopático
- Patrón de afectación parenquimatosa
- Patrón de derrame pleural
- Patrón miliar.

No se puede olvidar que un 15% de los pacientes con tuberculosis primaria demostrada presentan radiografía de tórax normal

Tampoco el pronóstico y la respuesta al tratamiento se pueden valorar decisivamente por la evolución radiológica, puesto que la regresión de las lesiones puede producirse en un período entre 3 y 9 meses. Puede, incluso, haber un incremento paradójico de las lesiones en el primer mes de tratamiento, sin que ello suponga un fracaso de la medicación.

La evolución de la neumonía tuberculosa es diferente al de otras neumonías bacterianas agudas: regresa lentamente y desde la periferia hasta el hilio. La patología pleural generalmente cura sin secuelas, aunque puede quedar una ligera obliteración del ángulo costo-frénico o un engrosamiento pleural que puede posteriormente calcificarse. El patrón miliar tarda en desaparecer de dos a seis meses. No suelen quedar secuelas radiológicas

Por ello es un exámen con buena sensibilidad, pero poca especificidad.

D) CRITERIO INMUNOLÓGICO:

Se basa en la realización de la prueba de la tuberculina (PT), el único método disponible para diagnosticar la infección tuberculosa y que aun hoy sigue siendo una prueba extensamente utilizada, a pesar de que, por sus limitaciones, debería tener un uso mucho más reducido, sobre todo en los países con escasos y medios recursos económicos, todos ellos con una elevada prevalencia de infección por M. tuberculosis y con coberturas muy elevadas de vacunación BCG al nacer.

Sin embargo, a pesar de ser una técnica muy antigua, aún no ha sido superada por ninguna otra prueba en su finalidad de diagnóstico de la infección tuberculosa.

La historia de la prueba de la tuberculina se remonta al mismo Robert Koch, que elaboró la primera tuberculina en su búsqueda incansable por encontrar una vacuna frente a esta enfermedad.

Desafortunadamente, sus primeras conclusiones, expuestas en el X Congreso Internacional de Medicina celebrado en Berlín en 1890 le llevaron a cometer un grave error que empañó parcialmente, por su estrepitoso fracaso, una vida colmada de éxitos.

En 1905, Von Pirquet (el inventor de la palabra "alergia" para designar algunos fenómenos inmunológicos de la tuberculosis) introdujo la cuti-reacción y más tarde, en 1908, Mantoux y Mussou la intra-dermorreacción, que es el sistema más utilizado en la actualidad.

Fundamentación de la prueba de tuberculina:

En los ganglios linfáticos regionales luego de la entrada del M. tuberculosis proliferan linfocitos T específicamente sensibilizados. A las 2-8 semanas, estos linfocitos pasan a la circulación, donde van a permanecer por un largo periodo de tiempo.

La Prueba de Tuberculina consiste en la administración de una sustancia obtenida de un filtrado de cultivo de M. tuberculosis esterilizado y concentrado, por vía intradérmica. Cuando la tuberculina penetra en la piel, en parte desaparece por vía linfática, pero el resto permanece localizado y es fagocitado por los macrófagos.

Esto produce una reacción inflamatoria, de leve a mediana intensidad, con participación de polimorfonucleares y de alguna célula mononucleada.

En los individuos no sensibilizados esta reacción inflamatoria desaparece pronto. Sin embargo, en las personas sensibilizadas por infección micobacteriana previa, se incrementa la respuesta inflamatoria inicial y aparece una importante infiltración perivascular linfomonocitaria, que ha sido reclutada por las linfocinas de los linfocitos T circulantes, específicamente sensibilizados frente a los antígenos bacterianos, que han reconocido a la tuberculina administrada en la dermis.

Esta reacción inflamatoria, con una importante participación infiltrativo-celular, al ocurrir precisamente en la dermis y en el sitio donde se ha administrado la tuberculina, permite su apreciación por una induración visible y palpable, que se puede acompañar de edema y eritema, por alteración de la permeabilidad de los vasos englobados en la inflamación.

Las reacciones más intensas pueden llegar a presentar vesiculación y necrosis, acompañarse de linfadenitis regional y, en ocasiones, de síndrome febril. Es, por tanto, una reacción inmunológica de tipo retardado mediada por células.

Técnica de la intradermoreacción de Mantoux:
Se realiza con una jeringuilla graduada en décimas de centímetro cúbico (como las de insulina) y con una aguja de acero corta y biselada No. 26 de 10 mm de largo. El lugar de la inyección debe ser la cara anterior o posterior del antebrazo a nivel de la unión del

tercio medio y el superior, aunque teóricamente puede realizarse en cualquier otra zona cutánea. Se recomienda que la inyección se aplique lejos de las venas y que la piel esté libre de lesiones. La inyección se ha de practicar justamente por debajo de la piel y con el bisel de la aguja hacia arriba.

La seguridad de que la tuberculina se administra intradérmicamente reside en la aparición de una elevación pálida de la piel (ampolla o pápula de unos 5-6 mm de diámetro) en el sitio donde se aplica la prueba, que persiste algún tiempo después de la inyección.

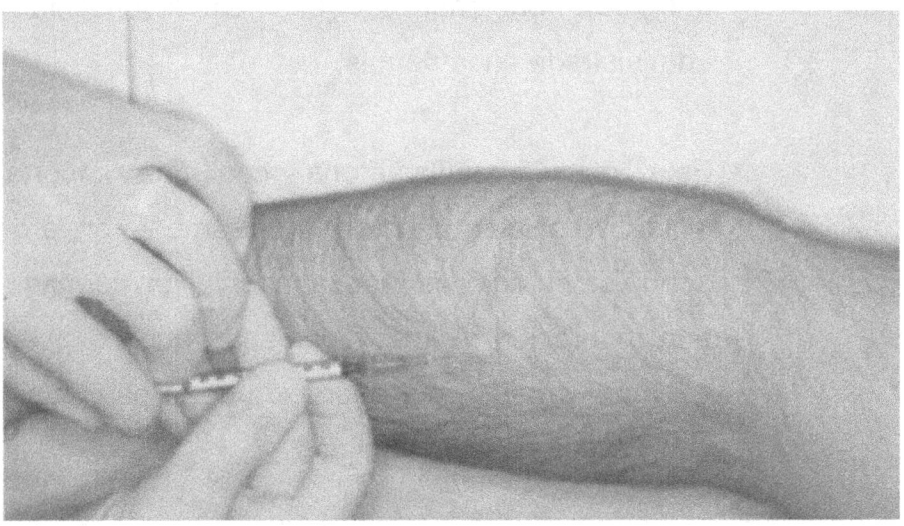

Prueba de Tuberculina: Inyección intradérmica de 0,1ml de la solución de tuberculina

Lectura e interpretación:

La lectura se realiza pasadas 48-72h de la inyección.

Si se ha producido una reacción, se observará un área de eritema e induración de la piel a la palpación.

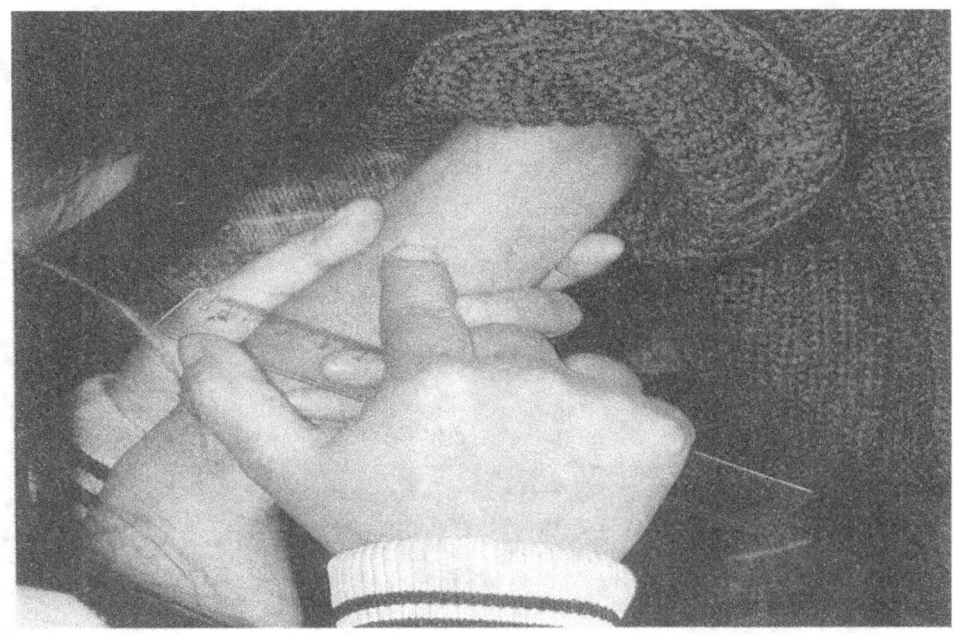

Prueba de tuberculina: Usando el dedo índice de la mano derecha se palpan ligeramente los bordes de esta induración

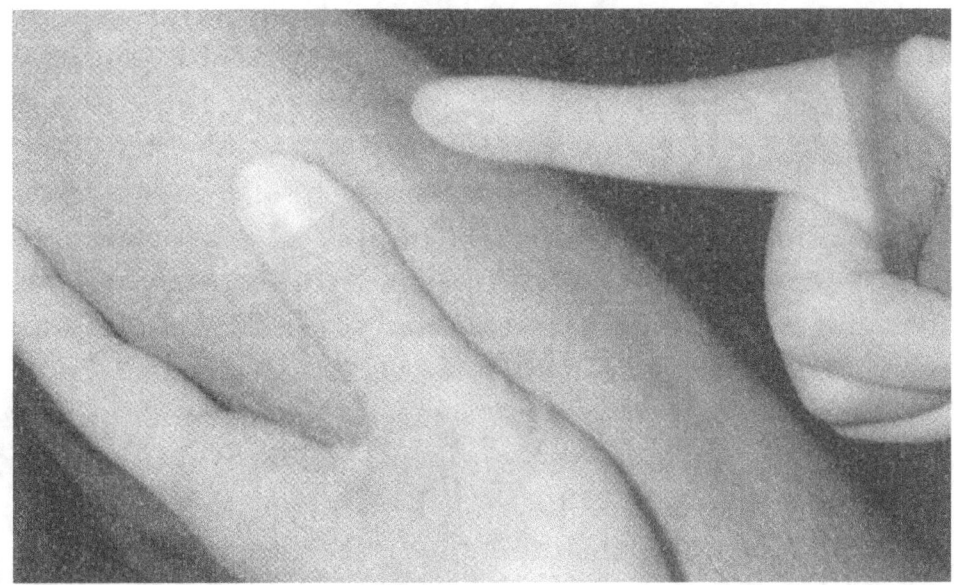

Prueba de tuberculina: Se determina el diámetro transversal más largo situando el pulgar izquierdo en un borde y el índice derecho en el otro

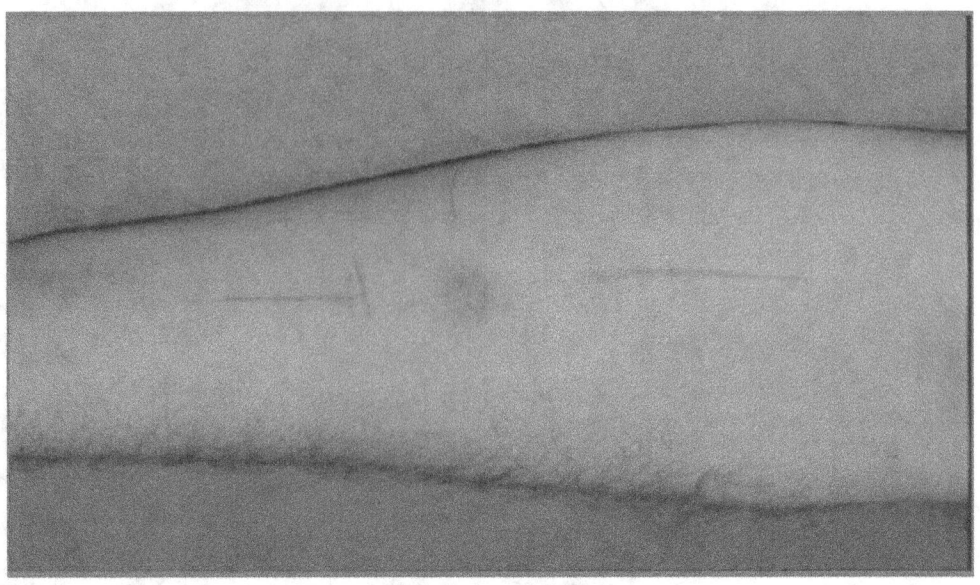

Prueba de tuberculina: Se mide el diámetro de la induración (no del eritema)

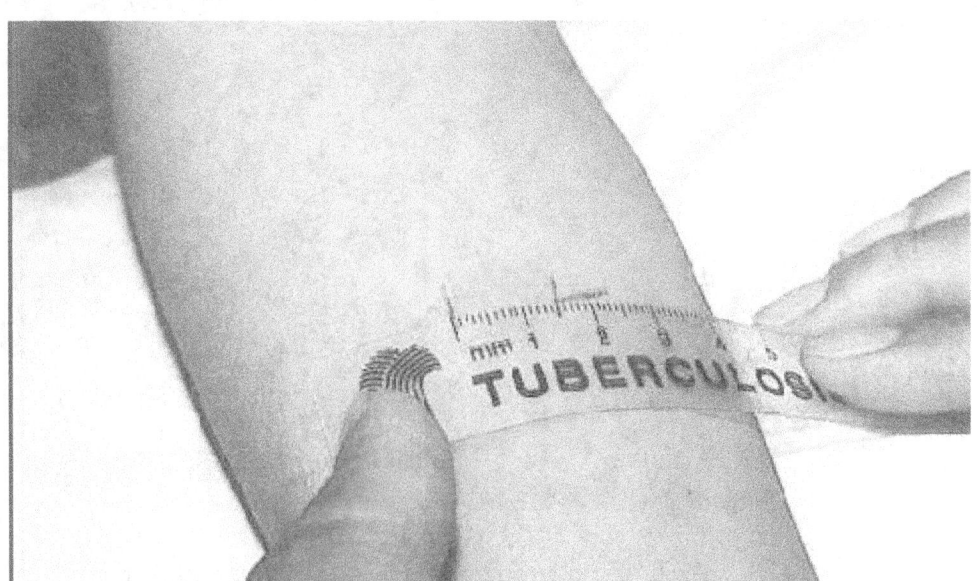

Prueba de tuberculina: Medir con una regla milimetrada y transparente en el eje transversal del brazo y anotar.

La Prueba de Tuberculina, como cualquier otro test diagnóstico, tiene su sensibilidad y especificidad, que variará notablemente según el nivel donde se sitúe el umbral de positividad. Cuanto más cercano a 5 mm se sitúe el punto de corte, la sensibilidad será mayor y diagnosticará a más infectados por M. tuberculosis, pero a costa de un posible mayor número de falsos positivos, o sea, perdiendo especificidad.

En cambio, se perderá sensibilidad, aumentando los falsos negativos, y se ganará en especificidad a medida que el corte se sitúe en tamaños mayores, sobre todo si se acerca al valor de 16-17 mm, moda de la distribución normal de los enfermos tuberculosos.

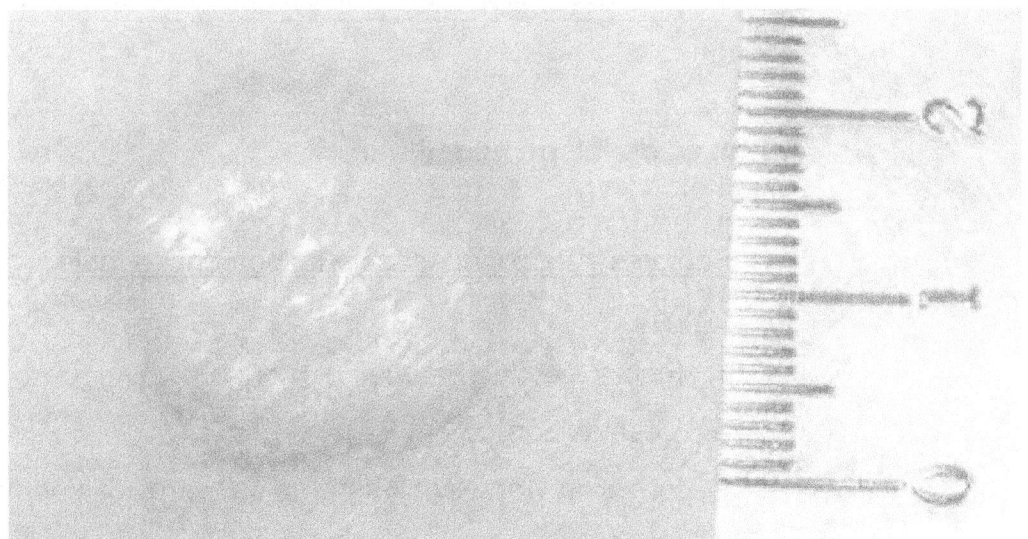

Prueba de tuberculina: muestra una induración de 30 mm a las 72 horas, junto con vesiculación y necrosis

Es por ello que el punto de corte para la interpretación de la cutidermorreacción de Mantoux deberá establecerse atendiendo a:

- la prevalencia de tuberculosis en la comunidad.

- la cobertura con vacunación BCG.
- la prevalencia de infecciones micobacterianas atípicas.

En Cuba, el Programa Nacional para el Control de la Tuberculosis establece los siguientes criterios para su interpretación:

INTERPRETACIÓN DE LA PRUEBA DE TUBERCULINA	
Lectura (mm)	**Resultado**
0-4 mm (No reactor)	No infectados o falso negativos
5-9 mm (Débil reactor)	Infectados por M. Tuberculosis o reacciones cruzadas en vacunados con BCG
10-14 mm (Reactor)	Infectados por M. Tuberculosis, enfermos de TB o reacciones cruzadas en vacunados con BCG
15 mm ó más (Hiperérgico)	Infectados y/o enfermos de TB

Causas de falsos negativos:

1) Factores relacionados con la persona a quien se le hace la prueba:
   - Fiebre elevada de cualquier origen
   - Desnutrición
   - Infección vírica (VIH, sarampión, parotiditis, varicela)
   - Infección bacteriana (tuberculosis, en especial las formas graves y las de localización pleural, fiebre tifoidea, brucelosis, tos ferina, lepra)
   - Blastomicosis
   - Vacunación con virus vivos (Sarampión [no deprime la respuesta en las primeras 48 h después de la vacunación]), poliomielitis, parotiditis, varicela, fiebre amarilla)
   - Vacunación oral antitifoidea

   - Insuficiencia renal crónica

- Leucemia. Linfomas. Enfermedad de Hodgkin
- Sarcoidosis
- Recién nacido. Edades avanzadas
- Stress. (Cirugía. Quemaduras. Enfermedad mental)
- Medicación inmunosupresora (Corticoides)

2) Factores relacionados con la tuberculina empleada:
- Almacenaje inapropiado (exposición a la luz o calor).
- Diluciones inapropiadas
- Desnaturalización química
- Adsorción por el envase que la contiene (parcialmente controlada por detergente Tween 80)

3) Factores relacionados con el método de administración:
- Administración de escaso antígeno
- Inyección subcutánea
- Retraso en la administración después de ser extraída del frasco
- Inyección demasiado próxima a otros antígenos

4) Factores relacionados con el registro del resultado:
- Inexperiencia del lector
- Errores en la lectura

Causas de falsos positivos:

1) Inespecíficas o por infección No tuberculosas:
- Infección por otras micobacterias ambientales.
- Vacunación previa con BCG. (En aquellos países con

elevadas coberturas de vacunación BCG al nacer se debería desistir de utilizar este test como prueba diagnóstica discriminatoria para la posible indicación de un tratamiento preventivo. En estos casos debe prevalecer el criterio del antecedente epidemiológico y la edad. De esta forma, un niño que es conviviente con un caso de tuberculosis con baciloscopia positiva siempre deberá recibir este tratamiento preventivo, independientemente del resultado de la Prueba de tuberculina)

2) Otras:
   - Hematomas y/o abscesos en el sitio de inyección
   - Sensibilidad a los componentes de la tuberculina o mala preparación de la tuberculina (provoca reacciones precoces y de menor duración)

Efectos de conversión tuberculínica, desvanecimiento y empuje antigénico:

Al hecho de que la prueba de tuberculina dé lugar a una respuesta en quien previamente había sido clasificado como no reactor, se denomina **conversión tuberculínica**.

Este diagnóstico es de suma importancia si el tiempo transcurrido entre las dos pruebas es inferior a 2 años, pues significa que el sujeto se ha infectado a lo largo de este periodo de tiempo y que, por tratarse de un infectado reciente, tiene un riesgo elevado de enfermar, lo que sería una absoluta indicación de iniciar el tratamiento preventivo.

No obstante, en algunos individuos infectados por M. Tuberculosis el paso del tiempo causa una pérdida de la capacidad de respuesta a la reacción tuberculínica por pérdida de capacidad de los linfocitos T de memoria (**efecto de desvanecimiento**), que puede llegar a presentar un diámetro menor que el dintel de positividad. Esto daría lugar a que si se le realiza una prueba de tuberculina, esta sería negativa, aún cuando el paciente esté infectado

Sin embargo, los antígenos inyectados con esa prueba estimularán al sistema inmunitario el que volverá a presentar la capacidad suficiente para reaccionar a un nuevo estímulo antigénico con un resultado positivo (**efecto de empuje o efecto "Booster"**) y, así, una segunda prueba de tuberculina puede ser positiva por este fenómeno de recuerdo, pudiendo calificar a la persona como convertora, cuando no lo es.

El efecto "Booster", si se produce, no es detectable hasta los 7 días después de la prueba de tuberculina considerada negativa y puede perdurar años. Por lo tanto, para descartar que la falta de respuesta a la tuberculina no sea por ausencia de infección sino por un debilitamiento de la capacidad de respuesta, la el Mantoux debería repetirse entre 7 a 10 días después y aceptarse como definitivo el resultado de esta segunda reacción tuberculínica, que si es positivo evitará el posible falso diagnóstico de convertor reciente.

Como la infección tuberculosa, por lo general, se suele adquirir en la infancia y juventud, este debilitamiento de la capacidad de respuesta a la prueba de tuberculina se observa con una mayor frecuencia en edades avanzadas. Por ello, es recomendable practicar un segundo Test a los mayores de 55 años que la presenten negativa, para descartar o confirmar el desencadenamiento del efecto "booster" por el PPD empleado en el Mantoux que resultó negativo.

Por otro lado, la sensibilidad a la tuberculina debida a la vacunación BCG se debilita con más rapidez que la adquirida tras la infección natural por el M. tuberculosis, por lo que en los vacunados de cualquier edad que presenten un resultado negativo a la PT se les debe repetir una segunda a los 7 a 10 días con el fin de descartar o detectar el efecto "booster".

Por último, hay que señalar que no se debe repetir el Mantoux si existe el antecedente de que éste ya se ha realizado y fue positivo, independientemente del diámetro de la induración, y que una segunda prueba puede dar lugar a un efecto "booster" y amplificar su resultado, llevando a conclusiones erróneas.

E) CRITERIO MICROBIOLÓGICO:

Está basado en el cultivo y la identificación del agente causal de la enfermedad en muestras procedentes de un paciente enfermo.

El aislamiento de M. tuberculosis, que es el dato que confirma el diagnóstico de tuberculosis pulmonar en el adulto, en la mayoría de los casos no puede exigirse en el niño, ya que éste presenta formas de tuberculosis con muy pocos bacilos, insuficientes para que la baciloscopia pueda ser positiva. A pesar de esto, debe investigarse en todos los casos con sospecha de enfermedad.

Los problemas para el diagnóstico microbiológico de la tuberculosis en el niño se derivan de dos grandes aspectos: la imposibilidad de obtener muestras adecuadas para estudio, y la escasa cantidad de bacilos que éstas contienen.

Como los niños, especialmente los más pequeños, no expectoran, sino que degluten sus secreciones, la búsqueda habrá que realizarla en el jugo gástrico, mediante aspiración con sonda naso-gástrica. Este procedimiento se realizará en ayunas y durante tres días consecutivos, procesándose la muestra lo mas rápidamente posible.

Los resultados obtenidos en el cultivo, por este método, son muy variables de unas estadísticas a otras, oscilando entre el 14-41%. El inconveniente de la toma del lavado gástrico es que, si se desea obtener la máxima rentabilidad y obtener todas las secreciones aspiradas durante la noche, éste se debe realizar acabado de despertar al niño, ya que si existe demora, estas secreciones desaparecerán rápidamente del estómago.

Aún así, esta técnica es positiva solo en el 5-10% de los niños con tuberculosis pulmonar, disminuyendo su sensibilidad a medida que disminuye la edad del enfermo. Por su parte, la sensibilidad del cultivo de estas dos muestras no supera el 50%, porcentaje muy bajo si además se tiene en cuenta la necesidad de esperar varias semanas para confirmar el diagnóstico.

El problema del diagnóstico se incrementa aún más en las formas extrapulmonares, sobre todo la Tuberculosis meníngea.

Métodos diagnósticos utilizados:

Desde que Robert Koch utilizó por primera vez la baciloscopia para el diagnóstico de la tuberculosis en 1882, el desarrollo de técnicas microbiológicas ha seguido, por diferentes razones, cuatro etapas bien diferenciadas, en las que los progresos han sido muy heterogéneos.

La primera etapa, muy prolongada, se extendió hasta la mitad de la década de 1970 y se caracterizó por sus escasos avances, debido a la utilización de técnicas muy convencionales con evidentes limitaciones de acuerdo a las necesidades de la clínica, evidenciadas por la baja sensibilidad de la baciloscopia y la excesiva lentitud en las técnicas de cultivo, identificación y antibiograma.

La segunda etapa abarcó la segunda mitad de la década de los 1970 y se caracterizó por la introducción de una nueva tecnología de cultivo: los sistemas radiométricos de detección de crecimiento con isótopos radiactivos.

La aparición del SIDA y el desarrollo de nuevos métodos para el diagnóstico propiciaron la tercera etapa en los años 80, caracterizada por el desarrollo de técnicas rápidas de cultivo no radiométricas, la estandarización de sistemas eficaces para aislar micobacterias de la sangre (hemocultivo), y el desarrollo de técnicas rápidas de identificación (sondas genéticas, cromatografía, etc.) alternativas a las técnicas bioquímicas tradicionales.

La cuarta etapa y actual, iniciada en la última década del Siglo XX se ha caracterizado por el desarrollo y aplicación de nuevas técnicas de amplificación genética en el diagnóstico rápido de la tuberculosis.

A) Métodos convencionales:

Las técnicas microbiológicas convencionales en el diagnóstico de la tuberculosis son las recomendadas de rutina para su aplicación como parte del diagnóstico microbiológico de la enfermedad. Se basan en cuatro etapas sucesivas:

1) La tinción de la muestra para la visión directa a través del microscopio (baciloscopia):

Es el procedimiento más fácil y rápido que se puede efectuar y aporta al clínico una confirmación preliminar del diagnóstico que, en condiciones de programa, sirve para iniciar el tratamiento y confirmar el caso.

Además tiene una importancia vital en términos de salud pública, ya que localiza a los casos contagiosos de la comunidad y, por lo tanto, ofrece la posibilidad de eliminar las fuentes infectantes mediante la terapéutica:

- **Técnica clásica de Ziehl-Neelsen:**

Es el método más utilizado en base a su sencillez y reproducibilidad en cualquier medio, rapidez, bajo costo, elevada especificidad al detectar los casos contagiosos de la comunidad (BK +) y permitir la delimitación de contagiosidad.

Su principal limitación es su poca sensibilidad, lo que hace que la gran mayoría de los casos que se detectan por esta técnica sean ya bastante avanzados, debido a que la concentración más baja de microorganismos que se puede detectar por esta técnica es de 10.000/ml de muestra, por lo que en realidad, solo puede detectar tuberculosis muy avanzadas y contagiosas. Así, la no observación de BAAR en una muestra clínica no descarta el diagnóstico de tuberculosis, pudiendo aportar muchos falsos negativos.

No obstante, cualquier método que desee suplantar a esta baciloscopia, debe poseer como mínimo las cualidades de la técnica de Ziehl-Neelsen, además de que mejore su sensibilidad.

Con esta técnica el M. tuberculosis se ve como pequeños bastones curvados (bacilos) de color rojo sobre un fondo de tonos azulados.

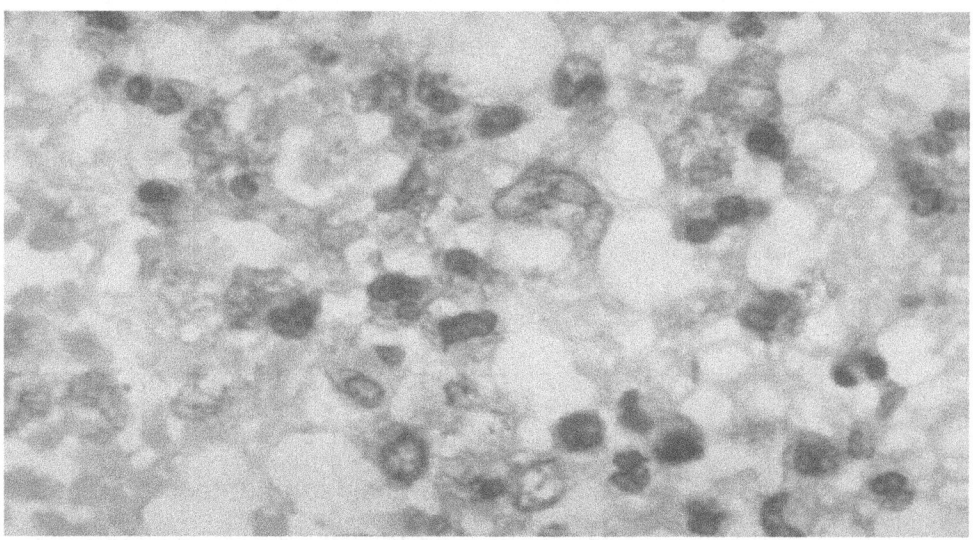

Baciloscopia directa de esputo por la técnica de Ziehl-Neelsen. Los bacilos tuberculosos se ven como pequeños bastones de color rojo oscuro sobre el fondo azulado.

Al informar los resultados del examen microscópico, se debe proporcionar al clínico una estimación aproximada del número de BAAR detectados, preferiblemente, mediante un sistema de cruces:

# Cruces	Resultado
0	Ausencia de BAAR/100 campos
x	1-9 BAAR/100 campos. (Informados numéricamente)
x	10-99 BAAR/100 campos
xx	1-10 BAAR /campo (solo necesario observar 50 campos)
xxx	+10 BAAR/campo (solo necesario observar 20 campos)

2) **El cultivo en medio sólido de de Löwenstein-Jensen:**

El cultivo de las micobacterias es el único método que puede asegurar un diagnóstico de certeza de tuberculosis, con la identificación correspondiente, y el único que es completamente válido para evaluar el seguimiento del enfermo y asegurar la curación.

Tiene una serie de importantes ventajas que lo sitúan como el "patrón oro" del diagnóstico y seguimiento de los casos de tuberculosis.

Estas ventajas son:

- Son mucho más sensibles que la baciloscopia, pudiendo detectar una cantidad tan pequeña como 10 bacterias por ml de muestra

- El aislamiento en cultivo puro es necesario para poder identificar correctamente las cepas aisladas (ya se ha comentado que las otras micobacterias se ven igual que M. tuberculosis en la baciloscopia directa).

- Permite asegurar, con certeza, la negativización y curación del paciente con el tratamiento.

Sin embargo, sus inconvenientes hacen que se tenga que limitar mucho su uso. Estas limitaciones son, fundamentalmente:

- Lenta capacidad de división de M. tuberculosis por lo que el tiempo transcurrido entre la recepción de la muestra y la emisión del resultado no sea inferior a 4-6 semanas en los medios sólidos convencionales, tiempo excesivamente elevado para esperar un diagnóstico de certeza.

- Costo muy superior al de la baciloscopia y para realizarlo se necesitan unos medios específicos y una posterior conservación en estufa.

- El entrenamiento del personal para realizar estos cultivos debe ser más específico

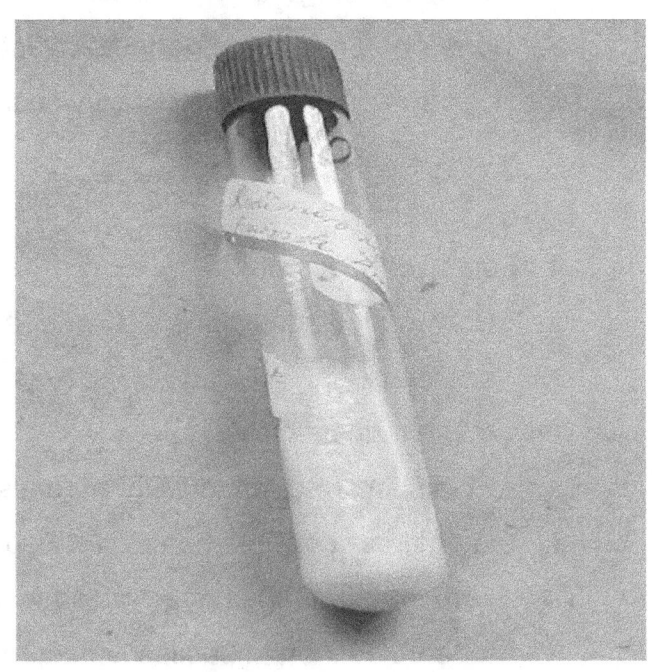

Cultivo en medio sólido de Löwenstein-Jensen evidenciando crecimiento de colonias (rugosas, en miga de pan) de M. tuberculosis.

3) **Identificación por técnicas bioquímicas:**

Las micobacterias integrantes del complejo M. tuberculosis pueden ser diferenciadas fácilmente empleando un escaso número de pruebas bioquímicas, ya que son niacina positiva, reducen nitratos a nitritos, poseen pirazinamidasa (permite la diferenciación de M. tuberculosis de M. bovis) y poseen una catalasa termolábil.

Las principales limitaciones de las técnicas bioquímicas son su complejidad, lentitud y falta de reproductividad, con la ventaja de su marcado menor costo. Además, es necesario destacar que la identificación, a pesar de ser uno de los pasos secuenciales del diagnóstico microbiológico de la tuberculosis, tiene una importancia muy relativa en comparación con el cultivo y, sobre todo, la baciloscopia.

4) Pruebas de sensibilidad a fármacos (antibiogramas):

Pueden realizarse directamente a partir de la muestra recibida en el laboratorio, cuando en ella se observan abundantes BAAR en el microscopio (método directo), o a partir de un cultivo en fase exponencial de crecimiento (método indirecto). Los métodos estandarizados para el estudio de sensibilidad in vitro son: el de las proporciones y diluciones múltiples de Canetti, el de la concentración absoluta de Meissner y el del nivel de resistencias de Mitchison; todos ellos en medio de Löwenstein-Jensen.

En un antibiograma realizado adecuadamente, el control tendrá colonias contables. Así, el recuento de colonias en el medio con fármaco y en el control permitirá calcular la proporción de bacilos resistentes en la población total, y expresarse en porcentaje.

En general, cuando el 1% o más de la población bacilar se hace resistente a la concentración crítica de un fármaco, el agente no es útil para continuar el tratamiento, porque la población resistente será dominante en poco tiempo.

B) Métodos No convencionales:

A pesar de la multitud de técnicas que han proliferado en los últimos años, prácticamente ninguna está indicada en el diagnóstico de rutina de la tuberculosis debido a que, a pesar de las ventajas concretas aportadas por algunas de ellas, la gran mayoría son muy costosas y complicadas.

1) Técnicas No convencionales de baciloscopia:

La tinción con fluorocromos (auramina) es igual de eficaz y se basa en el mismo principio de la ácido-alcohol resistencia.

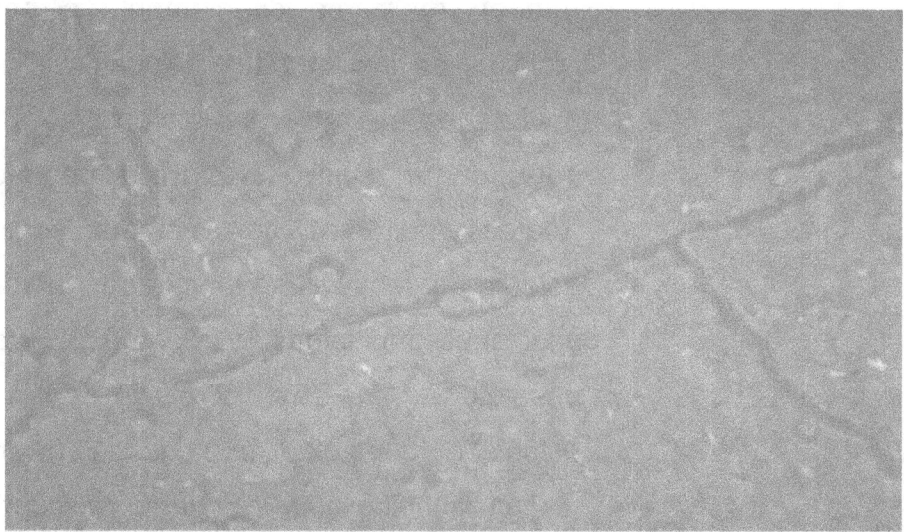

Baciloscopia directa de esputo por la técnica de la auramina-rodamina.
El M. tuberculosis se ve como pequeños filamentos amarillos fluorescentes sobre el fondo verde.

La ventaja de este método es que al verse los bacilos fluorescentes, se pueden observar mucho mejor y se puede trabajar en el microscopio con menos aumentos, lo que permite observar muchos más campos en menos tiempo.

2) **Técnicas No convencionales de cultivo:**

En un intento por solucionar el principal inconveniente de los cultivos, se ha investigado intensamente, en las últimas décadas, por obtener técnicas más rápidas y que a la vez pudieran ser más sensibles. De esta forma se han introducido:

- **Medios de cultivo líquidos:**
- **Medios de cultivo bifásicos (MB-Septi-Check)**
- **Mejoramiento de las técnicas de hemocultivos**

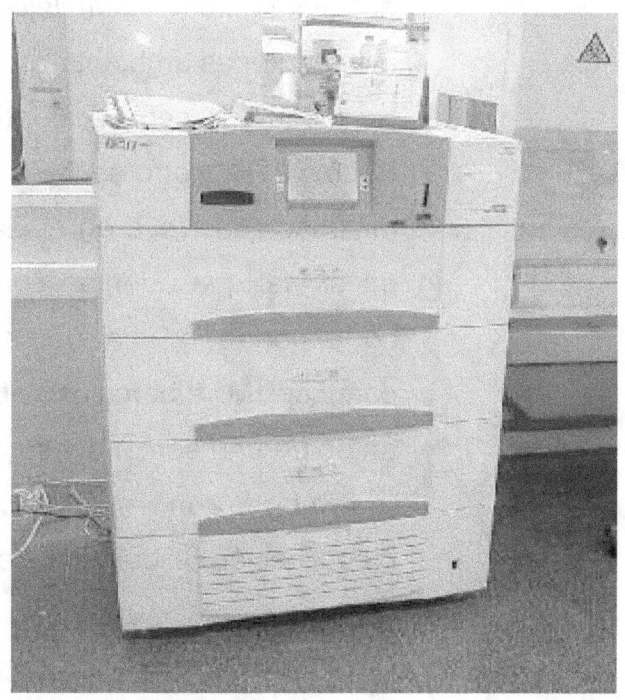

Equipo para realizar cultivos líquidos por el método Radiométrico Bactec 460 TB:
Detecta automáticamente, el crecimiento micobacteriano midiendo la cantidad de CO_2 producido por la metabolización de sustratos (ácidos grasos) marcados con Carbono 14.

Todos ellos presentan las importantes ventajas de tener una mayor sensibilidad que los medios sólidos y, sobre todo, de la mayor rapidez en la detección del crecimiento micobacteriano, acortando hasta 2-3 semanas el resultado.

3) Técnicas de identificación:

Las evidentes limitaciones de las técnicas de identificación bioquímica standards (complejidad, lentitud y falta de reproductividad) ha estimulado el desarrollo de métodos rápidos de identificación.

Entre ellos destacan:

- **El test de NAP en Bactec 12B:**

  El p nitro alfa acetilamino beta hidroxypropiofenona **(NAP)** es un precursor de la síntesis del cloranfenicol que inhibe el crecimiento del complejo M. tuberculosis, pero no a las micobacterias ambientales.

  Se inocula la cepa a identificar en dos frascos, uno de Bactec 12B, y otro de Bactec 12B conteniendo NAP. Si la micobacteria crece en el vial Bactec 12B, pero no crece en el vial que además contiene NAP, quiere decir que corresponde a una de las especies que integran el complejo M. tuberculosis. El resultado del test se tiene antes de una semana y se evita la necesidad de efectuar resiembras en medios sólidos para pruebas de identificación bioquímica standard.

- **La cromatografía:**

  Las micobacterias poseen una pared celular extraordinariamente rica en lípidos complejos (ceras, ácidos micólicos, ácidos grasos de cadena larga, glucolípidos, etc). El contenido lipídico de la pared es un carácter estable y específico para cada especie de micobacteria.

Entre los lípidos micobacterianos más estudiados, por su valor taxonómico, destacan los ácidos micólicos, los que pueden separarse con relativa facilidad en su forma de ésteres metílicos por cromatografía en capa fina (CCF) en gel de sílice, que separa las micobacterias en grupos y la identificación definitiva se lleva a cabo por cromatografía de gases (CG).

4) La identificación mediante métodos moleculares:

Entre estos se encuentran:

- **Uso de Sondas genéticas:**

  El desarrollo de la biología molecular ha permitido identificar secuencias de ADN o ARN específicas de cada especie micobacteriana.

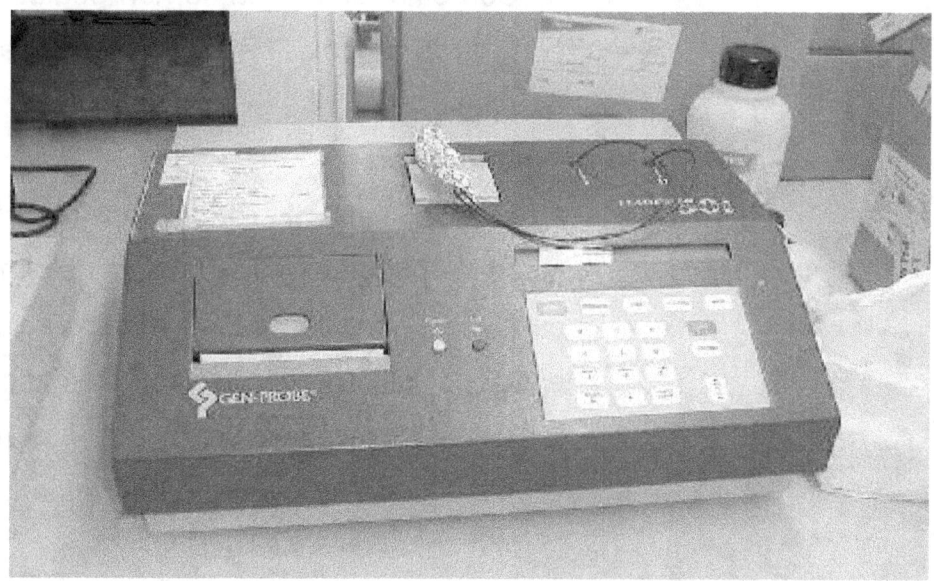

Equipo para diagnóstico mediante sondas genéticas frías (Gen-Probe):
Permite la identificación de M. tuberculosis, M. avium, M. intracellulare, M. kansasii y M. gordonae. No existen sondas comercializadas para el resto de las especies de micobacterias.

Para hibridar con estas secuencias se han preparado sondas genéticas, fragmentos de ácidos nucleicos complementarios marcados con isótopos radiactivos o substancias cromógenas.

Entre las principales ventajas de las sondas genéticas hay que destacar la sencillez de su manipulación, permitiendo su adaptación a cualquier laboratorio, su rapidez, permitiendo la identificación en 2 horas, y su elevada especificidad.

- **Reacción en cadena de la Polimerasa (PCR):**

  El PCR, al multiplicar por millones de veces un fragmento determinado de ADN, es aplicable a la identificación de diferentes maneras.

  Tras amplificar un fragmento genómico por PCR, se realiza la secuenciación, y la identificación de especie se logra al comparar el resultado obtenido con las regiones específicas conocidas de cada especie micobacteriana. Con esta tecnología se han podido identificar y describir nuevas especies del género Mycobacterium.

5) **Antibiogramas:**

   A pesar de lo atractivo de muchos de estos métodos y de que no se les puede negar sus ventajas de rapidez y, en algunos casos, de sencillez en su manipulación, su costo es muy elevado, requieren de estandarización y la falta de reproductibilidad en muchos de ellos hace que ninguno de ellos se pueda utilizar de forma rutinaria en el diagnóstico de la tuberculosis.

En la actualidad son numerosos los existentes. Algunos utilizan técnicas fenotípicas en medios sólidos, líquidos o mediante nuevas tecnologías aún en evaluación; mientras que otros métodos utilizan técnicas genéticas.

6) **Técnicas de amplificación genética:**

Durante la última década se han desarrollado una serie de técnicas de biología molecular que permiten la amplificación de secuencias de ADN y de ARN específicas del complejo M. tuberculosis. Permiten generar, a partir de una única copia de ADN o ARN, mediante un proceso enzimático, millones de copias del acido nucleico diana, facilitando de esta forma la detección del M. tuberculosis.

Esta tecnología ha logrado solventar los principales problemas inherentes a las técnicas microbiológicas convencionales, permitiendo establecer diagnósticos rápidos (entre 2 y 8 horas) y mejorar la sensibilidad de los métodos de cultivo tradicional.

En la actualidad se dispone en el mercado de una gran variedad de sistemas de amplificación, que proveen todos los reactivos necesarios y que permiten trabajar en condiciones estandarizadas.

Sin embargo, no debemos de olvidar que estas técnicas constituyen una herramienta diagnóstica más, cuyos resultados deben ser evaluados en el contexto de cada enfermo concreto, por lo que no puede incorporarse como técnica de rutina en el diagnóstico de la tuberculosis.

7) **Diagnóstico serológico:**

Los estudios, probando diversos antígenos y técnicas, para intentar diagnosticar la tuberculosis por medio de un análisis de sangre, aunque se han multiplicado en las últimas décadas, no han podido aún solucionar los problemas de sensibilidad y especificidad del mismo.

Aunque se han producido avances importantes, estos siguen siendo insuficientes.

Diversos factores han contribuido a que en los últimos años se haya avanzado en el diagnóstico serológico de la tuberculosis, sobre todo porque se ha trabajado con técnicas más sensibles y con antígenos purificados más específicos.

Hasta el momento, el enzimo-inmunoanálisis (ELISA) parece ser la que ofrece mejores perspectivas en la actualidad al ser rápida, automatizable, que proporciona resultados reproducibles y con la que se trabaja con sensibilidades óptimas.

Por su parte, los antígenos purificados que mejor se conocen y con los que más se ha trabajado en los últimos años son los de naturaleza proteica y lipídica.

Además, en el momento actual, pese a los indudables progresos realizados en este campo, se desconoce aún la dinámica de aparición y vida media de las inmunoglobulinas en el curso de la tuberculosis, así como también los antígenos que pueden ser de mayor utilidad. Tampoco se sabe por qué algunos pacientes con enfermedad activa no tienen niveles detectables de anticuerpos en el momento de diagnosticarse la enfermedad.

Hasta que estas cuestiones no estén completamente aclaradas, el diagnóstico serológico de la tuberculosis seguirá sin poder recomendarse para uso general.

F) CRITERIO ANATOMO-PATOLÓGICO:

El diagnóstico se basa en la observación de granulomas caseificantes, con células de Langhans, altamente sugestivas de afectación por tuberculosis.

En algunas ocasiones la tuberculosis se diagnostica por la existencia de granulomas tuberculosos en muestras obtenidas mediante diversas técnicas de biopsias de órganos (bronquial, pulmonar transbronquial, pulmonar por toracotomía, hepática, ganglionar, médula ósea, etc.). En general, se trata de casos de difícil interpretación, con bacteriología repetidamente negativa (diseminaciones hematógenas, localizaciones extrapulmonares), o ante la sospecha de enfermedad neoplásica, pudiendo ser el diagnóstico una sorpresa para el clínico.

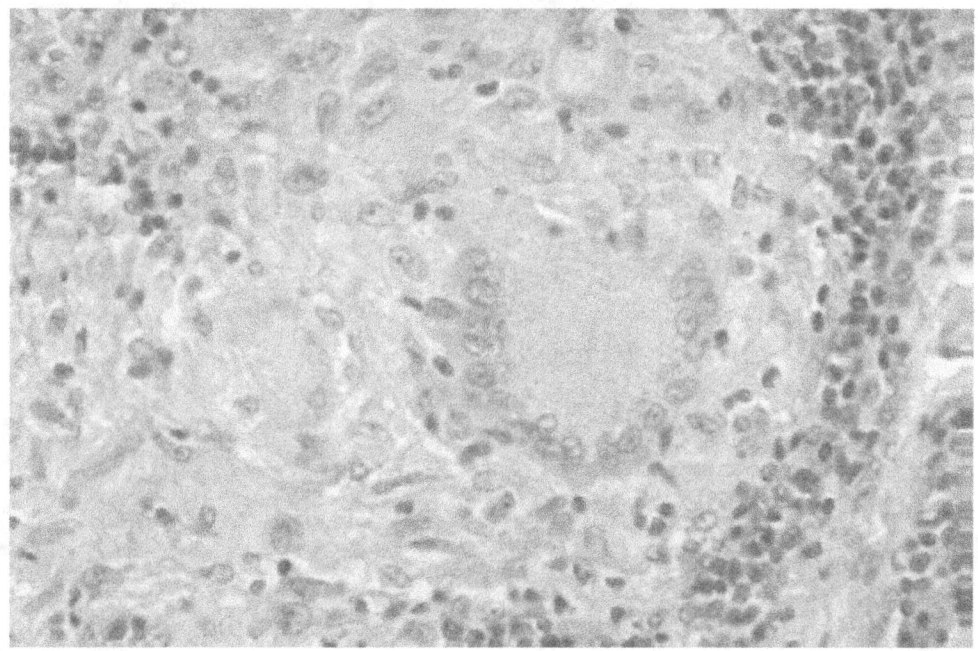

Tuberculosis: Visión al microscopio de un granuloma con necrosis caseosa, típico de tuberculosis. Se pueden apreciar células epitelioides y células gigantes de Langhans.

Sin embargo, conviene tener en cuenta que otras enfermedades pueden producir granulomas muy similares, sobre todo las micobacterias ambientales, algunos hongos, etc., microorganismos que, además, pueden producir cuadros clínicos y radiológicos similares a la tuberculosis.

En cualquier caso, el hallazgo de granulomas tuberculosos en piezas de biopsia de pacientes con clínica y radiografía sugestiva de tuberculosis es suficiente para iniciar tratamiento, en espera de que los cultivos confirmen el diagnóstico.

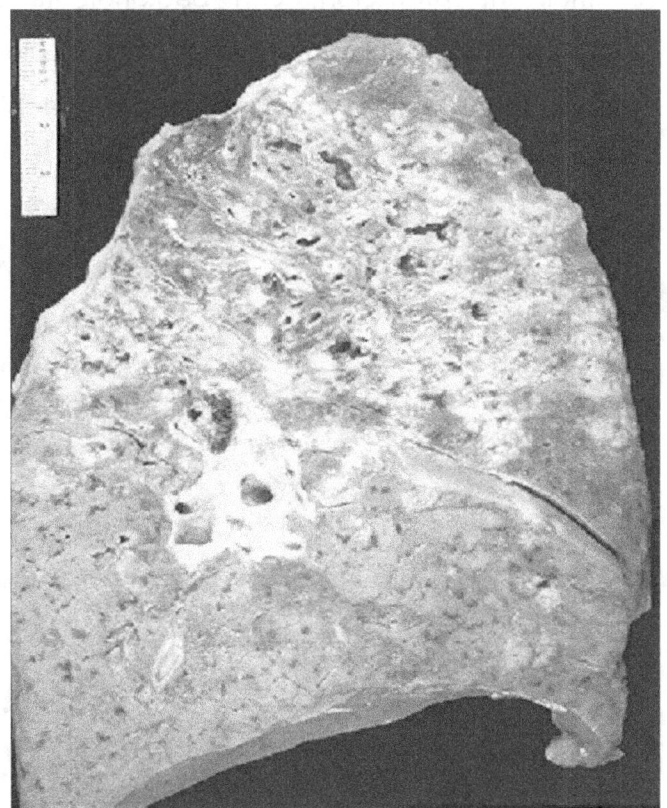

Tuberculosis: Visión macroscópica de un pulmón afecto de tuberculosis. La necrosis caseosa es extensa, pudiendo apreciarse también una marcada diseminación broncógena.

Como se puede apreciar, el "gold standard" para el diagnóstico de la tuberculosis consiste en la triada:

- Exposición a un caso infeccioso
- Prueba de tuberculina positiva
- Estudio radiológico de tórax o exámen físico anormal.

A partir de estos elementos, se precisaría el diagnóstico de: la infección tuberculosa (Primo-infección) o la enfermedad tuberculosa. Ambos son pasos sucesivos en la agresión del M. tuberculosis, comportando por lo tanto actitudes terapéuticas diferentes.

Siguiendo el sistema de clasificación propuesto por la American Thoracic Society (ATS) se puede clasificar la agresión del M. tuberculosis de dos formas bien diferenciadas:

a) **Infección tuberculosa:**

Se trata de pacientes asintomáticos, con radiografía de tórax normal y únicamente, con una prueba de tuberculina positiva. (No todo expuesto se infecta, y no todo infectado adquiere la enfermedad)

b) **Enfermedad tuberculosa:**

Se caracteriza por presentar una prueba de tuberculina positiva, a lo que se añade la presencia de sintomatología clínica, o bien alteraciones radiológicas o anatomopatológicas compatibles con la enfermedad tuberculosa.

Tuberculosis infantil

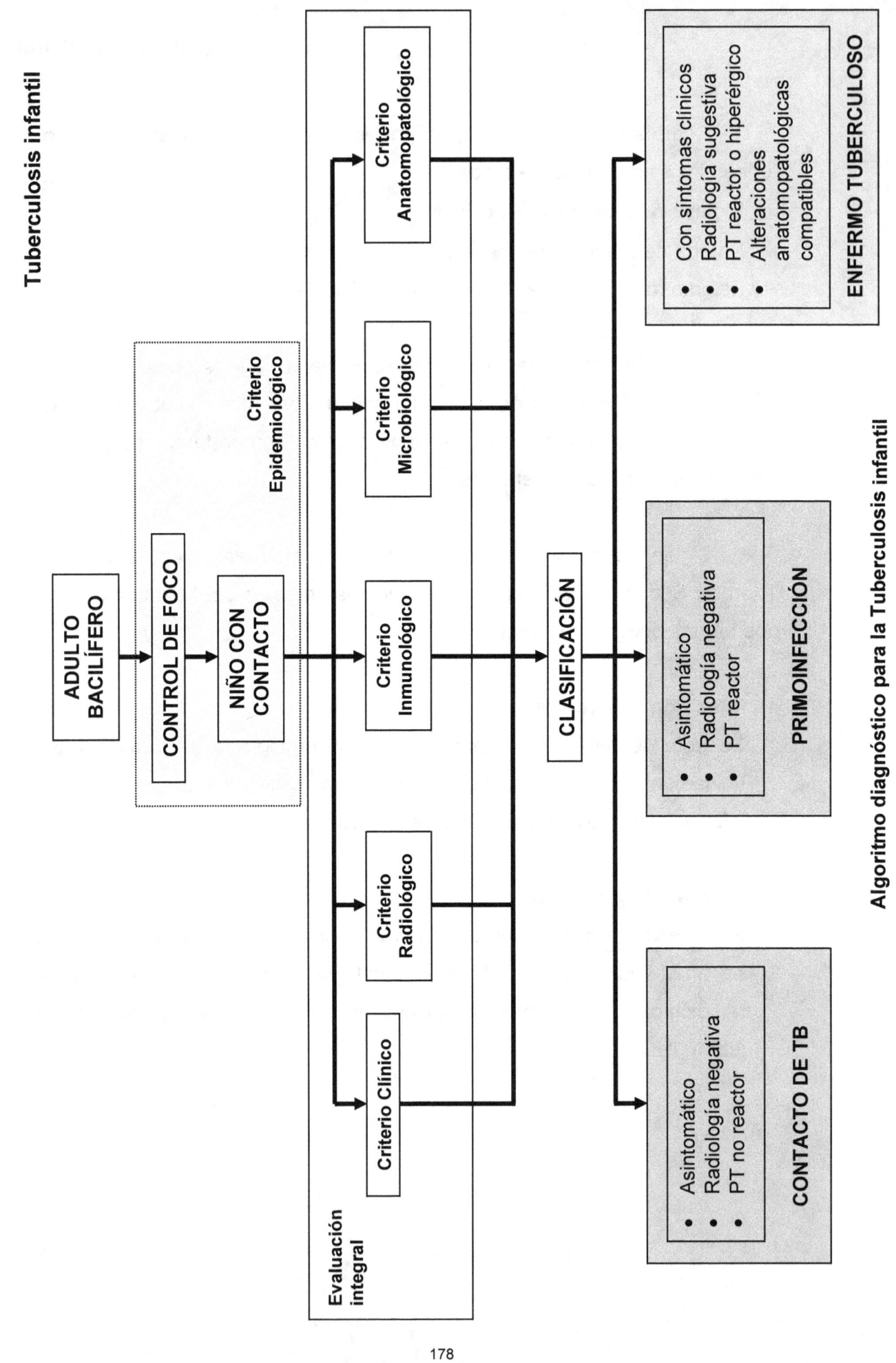

Algoritmo diagnóstico para la Tuberculosis infantil

4ta PARTE

Eliminando al Mycobacterium Tuberculoso

- **Tratamiento de la tuberculosis**
- **Bases bacteriológicas del tratamiento**
- **Tratamiento preventivo**
- **Tratamiento curativo**

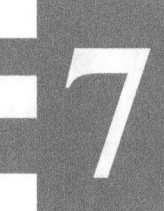

TRATAMIENTO DE LA TUBERCULOSIS

El inicio del tratamiento eficaz contra la tuberculosis tiene sus orígenes a partir del descubrimiento y utilización de la Estreptomicina (S) por Waksman y Schatz entre 1943 y 1944. Por primera vez se contaba con un antimicrobiano que sí conseguía la mejoría clínica y radiológica de los enfermos, así como la negativización de las baciloscopias del esputo de los tuberculosos.

Luego de los primeros años de su uso comenzó a apreciarse el problema de su elevada toxicidad (se empleaba muy poco purificada), pero también pronto apareció una nueva y mayor dificultad; el hecho de que, tras 2-3 meses de tratamiento, un porcentaje importante de enfermos recaía con una tuberculosis en la que ya la Estreptomicina no era nada eficaz. Se había empezado a descubrir una de las armas que M. tuberculosis tenía guardada para defenderse de la agresión humana: la resistencia a los fármacos antituberculosos.

En 1944 se comienzan los ensayos terapéuticos con una nueva droga: el ácido para amino salicílico (PAS), que conseguía efectos similares a los de la Estreptomicina, pero que también poseía los mismos inconvenientes de su elevada toxicidad y de la selección de resistencias. No obstante, en 1949 se pudo observar que el PAS, asociado a Estreptomicina, retrasaba o impedía la aparición de resistencia a esta última.

Así se mantuvo durante años esta combinación de medicamentos en

el tratamiento antituberculoso hasta que en 1951 se comenzó a experimentar con una sustancia sintetizada desde 1912 y que ofrecía las novedosas bondades de ser a la vez de eficaz, barato, fácil de administrar y sin efectos secundarios: la hidracina del ácido isonicotínico, más comúnmente conocida como Isoniacida (H), a la que algunos llegaron a denominar como "el medicamento milagrosos", pero pronto se comprobó que ella tampoco podía resolver por sí sola el problema de la tuberculosis y que rápidamente aparecían gérmenes resistentes.

El tratamiento se reorientó hacia la administración conjunta de este fármaco junto con estreptomicina y PAS. Esta quimioterapia combinada de larga duración pronto se constituyó en el único tratamiento que podía conseguir la curación completa de la enfermedad; evitando, al menos por el momento, el fantasma de las resistencias farmacológicas.

La constante lucha contra la aparición de resistencia llevó al razonamiento de la primera y más importante de las bases bacteriológicas del tratamiento de la tuberculosis, la asociación de fármacos para evitar la aparición de resistencias. También pronto se observó que era necesario un tratamiento muy prolongado si se deseaba evitar la recaída de la enfermedad, lo que constituyó la segunda gran base bacteriológica en la lucha contra la enfermedad y que aún en la actualidad rigen los principios de la terapia antifímica.

7.1 BASES BACTERIOLÓGICAS DEL TRATAMIENTO:

A) ASOCIACIÓN DE DROGAS PARA EVITAR LA RESISTENCIA:

Si en un enfermo tuberculoso se inicia tratamiento con un solo medicamento, tras una primera fase en la que se logra la

eliminación de la mayoría de los bacilos y, por tanto, el mejoramiento clínico del paciente, se producirá una selección de bacilos resistentes, que, en poco tiempo, llegarán a ser la población dominante apareciendo nuevamente los síntomas y signos de tuberculosis (fenómeno de caída y subida o "fall and rise").

Es decir, si en un paciente baciloscopia positiva se utiliza como tratamiento una sola droga, por cada millón de bacilos existentes, el fármaco eliminará a 999 999, pero seleccionará el mutante resistente que existe en esa población (uno). Por tanto, si ese paciente tuberculoso tiene, por ejemplo, un mínimo de 1000 millones de bacilos, el fármaco seleccionará los 1000 bacilos resistentes existentes (1 por millón). Estos 1000 bacilos serán suficientes para dar síntomas y convertir al enfermo nuevamente en un baciloscopia positivo. A ello se suma, además, el gran inconveniente de que este medicamento ya no se podrá volver a utilizar durante el resto de la vida de este enfermo ya que la resistencia en la tuberculosis es cromosómica, definitiva e irreversible.

Hay que tener presente que todos los bacilos que forman una colonia, a pesar de proceder de una sola célula, no tienen un comportamiento homogéneo frente a los medicamentos antibacilares y así, a partir de un determinado número de microorganismos surgen, en sus sucesivas divisiones, mutantes naturales espontáneos que se comportan como resistentes a alguno de los fármacos.

Esta mutación es un azar accidental, independiente del medio,

pero que está en función del número de la población bacilar, el tipo de medicamento administrado y de la concentración de éste. Por lo tanto, toda utilización de monoterapia llevará, ineludiblemente, al fracaso y a la selección de resistencias.

Al administrar dos ó tres fármacos, la probabilidad de aparición de resistencias es prácticamente nula, ya que se necesitaría una población bacilar que, por su peso y volumen, es imposible que pueda alojarse en el cuerpo humano.

B) TRATAMIENTOS PROLONGADOS PARA EVITAR RECAÍDAS:

El M. tuberculosis es un germen aerobio estricto, cuyo crecimiento y actividad metabólica es proporcional a las tensiones de oxígeno y al valor del pH circundante, encontrando sus condiciones ideales cuando el pH es 7,40 y la presión de oxígeno entre 110 y 140 mm Hg.

En base a las distintas características del medio en el que se encuentra, se admite que existen cuatro posibilidades de crecimiento del bacilo, que son las que condicionan los fundamentos de las actuales asociaciones de fármacos y la duración del tratamiento. Son las denominadas poblaciones bacilares:

1) **Poblaciones bacilares en fase de multiplicación rápida:**
   Estas poblaciones bacilares son metabólicamente activas y en crecimiento continuo. Representa a la mayoría de los bacilos existentes en un paciente enfermo.

   Son fácilmente detectables en la expectoración de los enfermos y están situados en el interior de las paredes cavitarias, donde las condiciones de pH y presión de oxígeno son ideales. Se localizan extracelularmente y son los que motivan los fracasos farmacológicos del tratamiento y la aparición de resistencias si no son homogéneamente eliminados. Esta población es rápidamente exterminada por la acción bactericida de la **Isoniacida**.(capacidad bactericida)

2) **Poblaciones bacilares en fase de multiplicación lenta:**

Población poco numerosa. Su crecimiento es inhibido por el medio ambiente ácido del interior de los fagolisosomas de los macrófagos en los localizados intracelularmente, o por el pH ácido que existe en zonas inflamatorias extracelulares de la pared cavitaria. La deficiente oxigenación de su entorno también inhibe su crecimiento.

Al no tener actividad metabólica activa, difícilmente pueden ser eliminados por la acción de los fármacos.

El medicamento más activo frente a esta población bacilar es la **Pirazinamida** (actividad esterilizante)

3) **Poblaciones bacilares en fase de multiplicación esporádica o intermitente:**

Población escasa localizada preferentemente en el caseum sólido, donde el pH es neutro. Presentan largos períodos durmientes, con ocasionales y cortos (horas) períodos metabólicos. Por ello, los fármacos solo pueden eliminarlos cuando posean estos escasos períodos, no presentándolos, a veces, a lo largo de todo el tratamiento.

Su escasa y ocasional actividad metabólica impide la posibilidad de que puedan desarrollar resistencias.

El fármaco de elección para eliminar esta población es fundamentalmente la **Rifampicina**, por la rapidez del comienzo de su acción esterilizante.

Son los causantes, junto con los gérmenes en fase de inhibición lenta, de las recaídas bacteriológicas tras la conclusión de la terapéutica.

4) **Población bacilar en fase de latencia:**

No tienen actividad metabólica, por lo que no existe capacidad destructiva por parte de los fármacos y es probable que tan solo los mecanismos de defensa individuales sean capaces de ejercer algún control sobre ellos.

Se plantea que esta población es una de las responsables de las recaídas y/o recidivas en los pacientes con situaciones de inmunodeficiencia severa.

El conocimiento de la existencia de estas distintas formas de población bacilar explica la necesidad de la asociación entre los diferentes fármacos antituberculosos, así como el prolongado tratamiento para lograr la curación de los enfermos

7.2 TRATAMIENTO PREVENTIVO:

La reemergencia de la tuberculosis en el Siglo XX y su mantenimiento como un grave problema de salud en el Siglo XXI hace evidente que se ha estado produciendo un estrepitoso fracaso en el control de esta vieja enfermedad transmisible, perfectamente prevenible y totalmente curable, a pesar de que conocemos y disponemos de todos los elementos necesarios para luchar contra ella.

Este control, debe dirigirse hacia la consecución de objetivos específicos que, en el caso de la tuberculosis, son: romper la cadena epidemiológica, quimioprofilaxis, vacunar con BCG y educación sanitaria a la población.

a) ROMPER LA CADENA EPIDEMIOLÓGICA:

Las medidas en este sentido van dirigidas al reconocimiento precoz de los casos enfermos, la fuente de infección y la detección de todos sus contactos a través de un control de foco efectivo durante las primeras 48 horas del diagnóstico del caso de tuberculosis para interrumpir la transmisión.

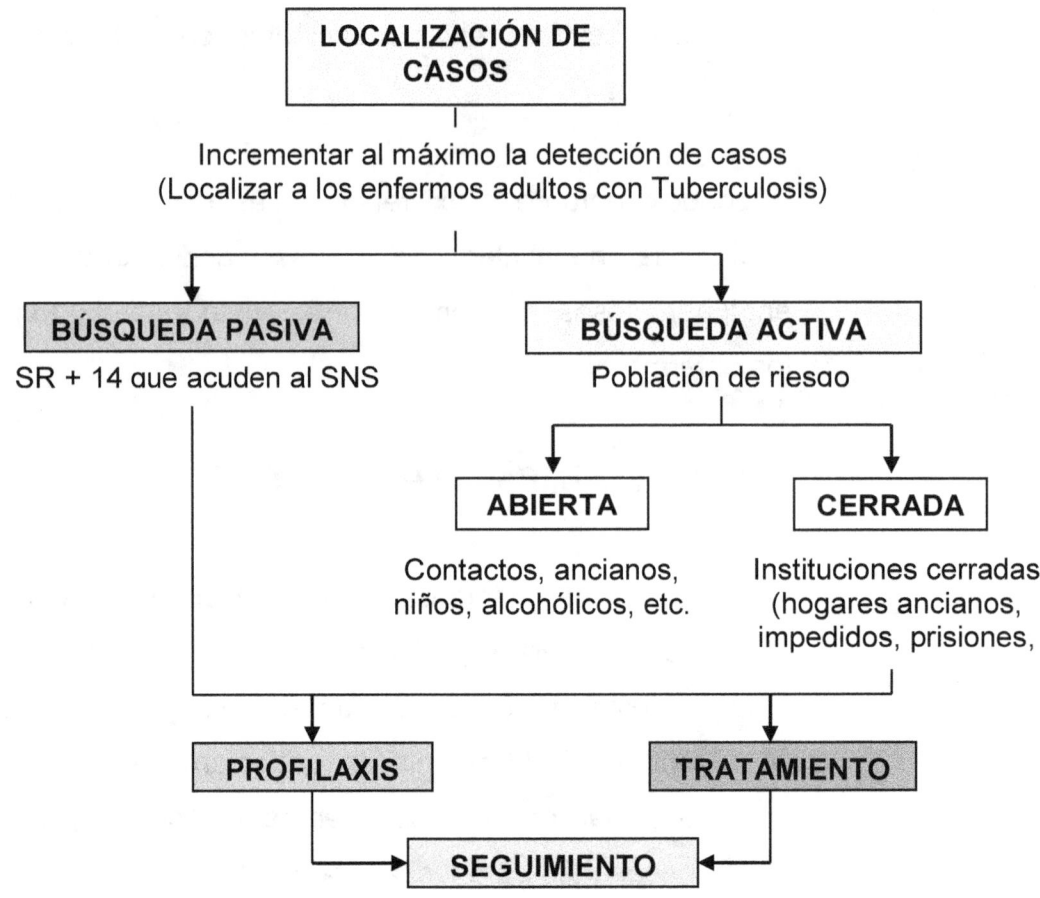

Estrategia para la localización de casos de tuberculosis

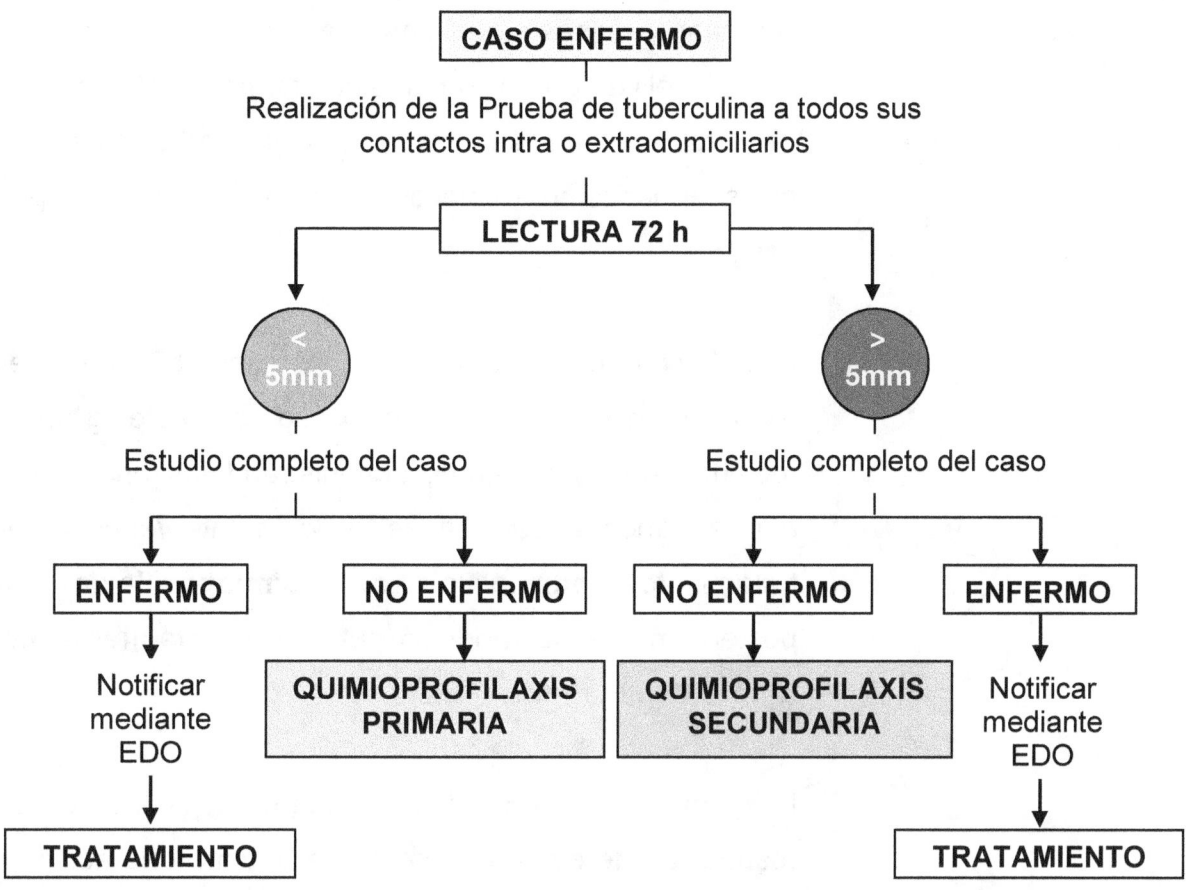

Toma de decisiones frente al caso enfermo localizado

b) QUIMIOPROFILAXIS:

La quimioprofilaxis consiste en la administración controlada de Isoniacida a personas con alto riesgo de desarrollar una tuberculosis, una vez que exista la seguridad de ausencia de enfermedad tuberculosa activa.

Desde la época previa a la quimioterapia antituberculosa se demostró que, entre los convivientes de estos enfermos, el mayor   riesgo de padecer enfermedad se producía en las semanas y meses siguientes a la infección, riesgo que disminuía con el paso del tiempo. Al contarse con fármacos eficaces en el tratamiento de la tuberculosis, se razonó la posibilidad de que, interviniendo con estos fármacos en el colectivo de estos contactos, se podía reducir ese riesgo.

Es así como, desde la década de los años 50, se comenzó a tratar de disminuir la tasa de enfermedad en este grupo de personas recientemente infectadas, administrándoles una terapéutica cuando aún se encontraban sanos. A esta intervención se le denominó tratamiento preventivo o **quimioprofilaxis**, nombre que posteriormente se modificó por el de **tratamiento de la infección tuberculosa latente** (TITL).

La quimioprofilaxis, a pesar de que no supera un 75-90% de eficacia (capacidad de evitar la enfermedad), tiene una acción rápida, ya que desde el primer momento de su administración disminuye el riesgo de padecer tuberculosis, aunque no se sabe el tiempo que otorga protección (en inmunocompetentes se ha demostrado que protege al menos durante 20 años, pero no se sabe a ciencia cierta qué sucede con los inmunodeficientes).

Quizás por ello, su uso ha sido objeto de múltiples controversias. No obstante, la American Thoracic Society le otorga una gran importancia a la misma para conseguir el control de la tuberculosis y lo consideran un factor determinante para la eliminación de la misma,

Su objetivo se centra en, por un lado: evitar la infección en los no infestados (**quimioprofilaxis primaria**) y, por el otro, evitar que los infestados no enfermen (**quimioprofilaxis secundaria**).

- **Quimioprofilaxis Primaria en niños:**

  Isoniacida:

  Dosis diaria de 5 mg/kg, sin exceder los 300 mg por dosis durante 2 meses.

  Al cabo de ese tiempo se repite la Prueba de la Tuberculina: si continúa negativo se suspende. Si se convierte en positivo se mantiene hasta 6 meses.

- **Quimioprofilaxis Secundaria en niños:**

  Isoniacida:

  Dosis diaria de 5 mg/kg, sin exceder los 300 mg por dosis durante 6-12 meses.

La administración de la quimioprofilaxis se hará bajo supervisión directa por el personal de salud y con control estricto.

Todo paciente sometido a quimioprofilaxis se evaluará de forma sistemática para detectar precozmente cualquier reacción adversa.

A los pacientes mayores de 35 años (en especial los casos de ancianos, desnutridos, alcohólicos y con trastornos hepáticos) se les realizará transaminasa inicial y de seguimiento al menos a los 2 meses, para detectar cualquier alteración hepática.

En los pacientes desnutridos la administración de isoniacida se asociará al Multivit o a la Vitamina B6, con precaución en los individuos alcohólicos.

Nunca deberá iniciarse la quimioprofilaxis sin concluir el estudio del caso.

c) **VACUNACIÓN CON BCG:**

Aunque sobre la vacunación con BCG se ha ya abordado en varios momentos previos consideramos importante resaltar que, entre los aspectos negativos de esta vacuna destaca que:

- No evita la infección por el M. tuberculosis.
- No protege a los infectados previamente.
- Su protección es inconstante, pasajera y limitada en el tiempo.
- Le hace perder valor predictivo a la prueba de la tuberculina y, por lo tanto, interfiere en la adecuada aplicación de otra estrategia de intervención más eficaz: la quimioprofilaxis.
- Sí parece que protege frente a la tuberculosis diseminada y a las formas graves de la enfermedad que pueden ocurrir tras infección primaria.
- Protege frente a la tuberculosis pulmonar de manera inconstante.
- No protege frente a la tuberculosis de reinfección, ni la tuberculosis del adulto.

- Aún aplicada en las mejores condiciones y aplicándole una eficacia máxima, apenas si tiene impacto sobre el caminar de la endemia y no influye en el descenso del riesgo anual de infección. (Aquí es necesario destacar que, los casos que consigue evitar, son niños, el 95% de los casos son baciloscopia negativa, cuya capacidad de contagio es mínima)
- No está exenta de complicaciones.
- La relación costo-beneficio de su indicación no ha sido suficientemente estudiada. Además, muchos aspectos de la respuesta inmunológica a BCG son desconocidos, aunque sí es

claro que esta vacuna induce una inmunidad limitada frente a ciertos antígenos de M. tuberculosis.

Por todo esto la vacunación masiva con BCG al nacer debe ser aplicada, como una estrategia de intervención, pero no buscando un impacto epidemiológico, sino tratando de evitar la elevación de la mortalidad infantil.

7.3 TRATAMIENTO CURATIVO:

La asociación de Isoniacida (acción bactericida) + Rifampicina + Pirazinamida (acción esterilizante) durante los 2 primeros meses de tratamiento ha sido considerada como la ideal a administrar en todo caso inicial de enfermedad en el que se pueda asegurar la sensibilidad a todos los fármacos, seguida luego de una segunda fase durante 4 meses de Isoniacida + Rifampicina

La Pirazinamida tan solo debe darse durante 2 meses porque después de este período ya han desaparecido la gran mayoría de las lesiones y células donde existe pH ácido, lugar preferente de acción de este fármaco.

Sin embargo, la elevada tasa de resistencia inicial a Isoniacida que existe en gran parte del planeta hace obligado añadir un cuarto fármaco (pudiera ser Estreptomicina o Etambutol) a la fase inicial del tratamiento.

El hecho de que se prefiera utilizar el Etambutol obedece a dos importantes razonamientos, uno bacteriológico y otro operativo. El primero se basa en que la Estreptomicina se ha utilizado tan masivamente como la Isoniacida, por lo que su tasa de resistencia inicial es también muy elevada. Como el cuarto fármaco está pautando para proteger del desarrollo de resistencias, se debe priorizar el uso del Etambutol, fármaco al que apenas se le describen resistencias iniciales. Por su parte, el razonamiento operativo se fundamenta en que la Estreptomicina debe aplicarse por vía intramuscular, por lo que se necesitaría de una enfermera capacitada para poner inyecciones. Esto dificulta el llevar el tratamiento al nivel más periférico, mientras que el Etambutol se administra por vía oral.

Esta pauta de tratamiento tiene alto poder bactericida y esterilizante, presenta escaso número de recaídas (inferior al 1-2%) y tiene pocos efectos secundarios.

El uso diario en monodosis durante la primera fase y bisemanal durante la segunda fase está sustentado en el conocimiento de

que el M. tuberculosis se multiplica muy lentamente (aproximadamente cada 14-24 horas), hecho que hace que los fármacos sean eficaces cuando se administran en una sola toma diaria. Además, el conocimiento del efecto post-antibiótico de estas drogas hace que sea igual de efectivo aportar dos dosis semanales que aportar una diaria, así como se facilita la supervisión de la toma de la medicación.

Esto significa que, entonces, desde la primera fase del tratamiento, los fármacos podrían ser administrados de forma intermitente pues la inhibición del crecimiento micobacteriano se consigue desde la primera toma del tratamiento.

Sin embargo, normalmente se aconseja iniciar el tratamiento con una fase de administración diaria (1-2 meses), ya que la máxima actuación bactericida se produce durante los primeros días de la quimioterapia.

Medicamentos de primera línea:

Los fármacos de primera línea para el tratamiento de la tuberculosis son: Isoniacida (H), Rifampicina (R), Pirazinamida (Z), Etambutol (E) y Estreptomicina (S).

Se les denomina así porque son los más eficaces, los mejor tolerados, los que conllevan menor número de reacciones adversas o efectos secundarios, y, además, son los más baratos. Además, para facilitar la adherencia y mejorar la tolerancia, todos deben darse juntos en una sola toma diaria, lo que los hace fácilmente controlables.

Es por ello que no existe ninguna justificación para utilizar otros fármacos sin haber agotado previamente éstos.

Medicamentos de segunda línea:

A pesar de los múltiples trabajos que constantemente se realizan para intentar encontrar nuevos medicamentos u otras terapéuticas frente a la tuberculosis, la gran mayoría de ellos aún se encuentran en fase de investigación y, de momento, no se pueden recomendar.

De entre ellos destacan los estudios que se han encaminado a buscar nuevos antibióticos o derivados de algunos previos con conocida acción antimicobacteriana. En este sentido, los fármacos que más se han utilizado y que han demostrado mejor acción han sido los derivados de la familia de las rifamicinas (rifabutina, rifapentina), derivados de la familia de la Isoniacida (clofazimina), los derivados de las fluoroquinolonas (esparfloxacina, levofloxacina, moxifloxacina, etc.), algunos macrólidos (roxitromicina, claritromicina, azitromicina, etc., las oxazolidinonas (linezolid) y los nitroimidazoles (PA-824), entre otros

Todos ellos son más caros, más difíciles de conseguir, menos eficaces y mucho más tóxicos y peor tolerados que los de primera línea.

Aparte de los agentes antimicrobianos, existen otros grupos de sustancias inhibidoras del crecimiento de las micobacterias, no antibióticos, como pueden ser los derivados de la vitamina K, o de la coenzima Q (gangamicina).

También se están investigando una gran cantidad de sustancias que interfieren la biosíntesis de compuestos vitales de las micobacterias, como los inhibidores de síntesis de micosido C, inhibidores de la síntesis de arabinogalactano, inhibidores de la transmetilación, queladores de magnesio, inductores de flujo de cationes de membrana, sustancias que interfieren la síntesis de micobactinas, bloqueadores de receptores de membrana, inhibidores de la trehalosa fosfato sintetasa, análogos del meso-diaminopimelico-D-alamina, análogos de micobactina, inhibidores de glicolilación enzimática del ácido murámico, etc.

Caracterización de las drogas antituberculosas de primera línea

Fármaco	Acción	Dosis Diaria	Dosis Bisemanal	Interacciones	Efectos adversos y/o secundarios	Conducta a seguir
Isoniacida (Tab=150mg)	Bactericida extra e intracelular	5mg/kg (hasta 300mg)	15mg/kg (hasta 750mg)	Debe administrarse con el estómago vacío pues su absorción se reduce en un 57% con alimentos. No administrar con alcohol.	Hepatitis sintomática Neuritis periférica Hipersensibilidad cutánea Pelagra	Interrupción del tratamiento y evaluación mediante transaminasas y bilirrubina. Vit B6 a 25-50mg/día. Interrumpir o desensibilizar. Nicotinamida.
Rifampicina (Tab=300mg)	Bactericida en todas las poblaciones. Esterilizante	10mg/kg (hasta 600mg)	10mg/kg (hasta 600mg)	Debe administrarse con el estómago vacío pues su absorción se reduce en un 26% con alimentos. Inhibe anticonceptivos orales	Hepatitis asintomática Hepatitis sintomática Púrpura trombocitopénica Hipersensibilidad cutánea y fotosensibilidad Disnea semejante al Asma Anemia hemolítica	Vigilancia (cede espontáneamente). Interrupción del tratamiento. Vigilancia y suspensión si es necesario. Suspensión de la droga y vigilancia. Suspensión de la droga. Suspensión de la droga.
Pirazinamida (Tab=500mg)	Bactericida intracelular. Esterilizante	15-30 mg/kg (hasta 2g)	50mg/kg		Hepatitis sintomática Hiperuricemia asintomática Gota Náuseas y anorexia Artralgias	Tratamiento sintomático. Vigilancia. Suspensión de la droga. Tratamiento sintomático. Suspensión si son intensas.
Etambutol (Tab=400mg)	Bacteriostático extra e intracelular	25 mg/kg (hasta 2,5g)	50mg/kg		Neuritis óptica Náuseas	Tratamiento sintomático. Tratamiento sintomático.
Estreptomicina	Bactericida extracelular	15-20 mg/kg (hasta 1g)	25-30 mg/kg (hasta 1g)	Bloqueante neuromuscular	Lesión VIII par Hipersensibilidad	Suspensión de la droga Suspensión de la droga

5ta PARTE

La BCG y sus efectos

- Reacciones adversas de la BCG
- Tipos de reacciones adversas
- Reacciones más frecuentes
- Reacciones menos frecuentes

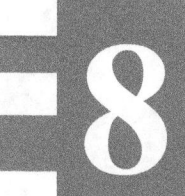

8 EFECTOS ADVERSOS DE LA BCG

La vacuna BCG está elaborada de bacilos vivos, por lo que su aplicación no está exenta de efectos secundarios. Aunque estos suelen ser escasos, pueden ser muy variados, incluyendo infecciones diseminadas por BCG y muerte.

Por supuesto, esta posibilidad de efectos secundarios, sobre todo de los más severos, se incrementa con las situaciones de posible inmunodeficiencia del niño, incluyendo la desnutrición severa, situación aún demasiado frecuente, aunque también se ven asociadas a: la dosis, edad al momento de la vacunación, tipo de vacuna, y técnica de vacunación.

A pesar del amplio uso que se ha hecho de la vacuna BCG y de la constatación de evoluciones desfavorables de las lesiones vacunales y diseminaciones generalizadas, no se conoce con certeza el riesgo de efectos adversos atribuibles a su uso, quizás porque, sobre todo, las complicaciones locales no son habitualmente declaradas o diagnosticadas.

8.1 – TIPO DE REACCIONES ADVERSAS:

La vacunación intradérmica con BCG produce un complejo primario en el punto de la inyección que deja una huella en el sitio para toda la vida. Sin embargo, en algunos individuos se puede presentar una reacción excesiva, con ulceración, abceso subcutáneo o adenitis supurada.

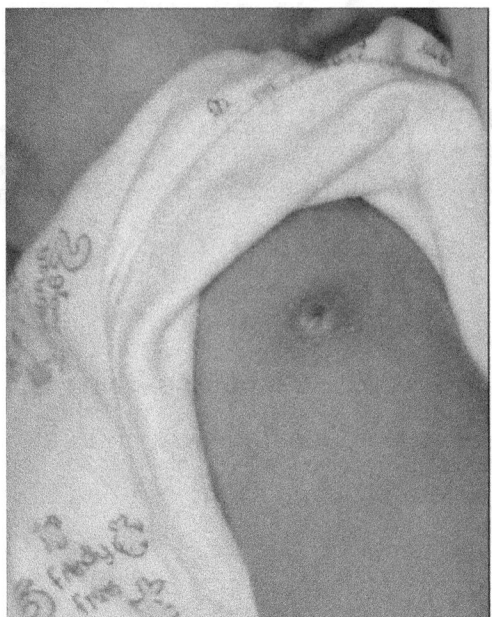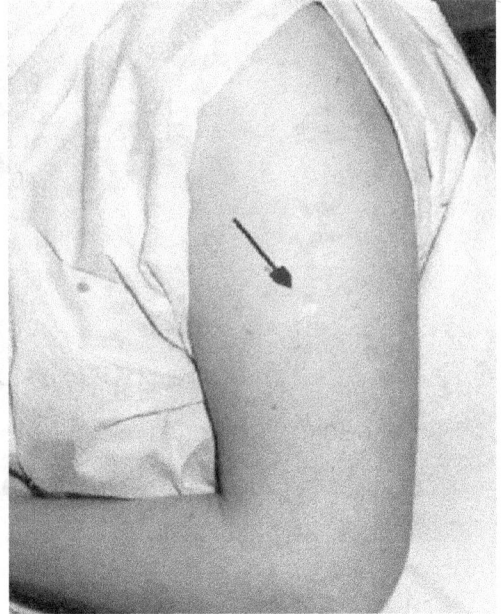

Vacunación con BCG: Reacción local normal en el sitio de la inyección

Lo normal es que, luego de la inyección, se produzca una induración eritematosa de menos de 5 mm de diámetro, la que entre las 2-3 semanas se convierte en una pústula rojo azulada que, tras 4-6 semanas se ulcera, drena y posteriormente cicatriza formando una costra que al desprenderse (entre las 10-12 semanas) deja una pequeña cicatriz. Puede existir adenopatía no supurativa asociada.

En otros casos, a partir del punto de inyección, la infección se disemina provocando lesiones localizadas o generalizadas.

CLASIFICACIÓN DE LAS REACCIONES ADVERSAS POR BCG:

1) <u>LOCALES:</u>
   - Ulceración y supuración reiterada
   - Absceso en el sitio (≥10mm x 10mm)

2) REGIONALES:

- Adenopatías supuradas ipsilaterales (axilares, cervicales, supraclaviculares o del brazo

3) A DISTANCIA O DISEMINADAS:

Se considera a **distancia** (afectación en un sitio distante); y **diseminadas**, (cuando existe afectación en más de un sitio distante de forma simultánea). Entre ellas se pueden encontrar:

- Otitis
- Abscesos retrofaríngeos
- Lesiones cutáneas específicas de tipo tuberculoso, lupus, otros
- Abscesos subcutáneos o intramusculares metastásicos
- Complicaciones óseas y articulares (incluyendo lesiones sinoviales)
- Complicaciones renales y urogenitales
- Complicaciones pulmonares e hiliares
- Adenitis mesentéricas
- Adenitis múltiples y/o hepatoesplenomegalia, u otras localizaciones.

4) OTRAS:

- Queloides
- Uveítis
- Vasculitis

8.2 – REACCIONES MÁS FRECUENTES:

a) BECEGEÍTIS:

Bajo este término generalmente se engloban las complicaciones locales de la vacunación por BCG del tipo de la: **severa ulceración y supuración del sitio de la inyección** y el **acceso** del mismo.

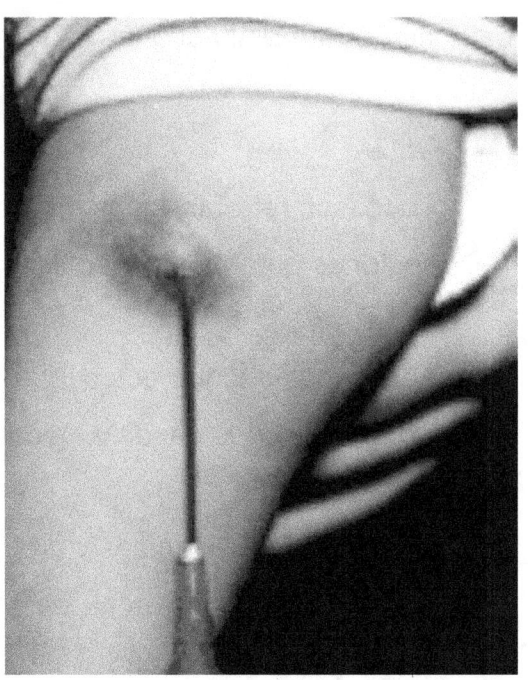

Becegeítis: Punción para drenaje de un absceso del sitio de la vacunación

En el caso de la primera, el tratamiento es local a base de curas secas. En el caso del absceso, se puede realizar punción y aspiración para garantizar el drenaje de su contenido.

La utilización de antimicrobianos solo debe prescribirse cuando exista una infección sobreañadida.

b) LINFOADENITIS POST-BCG:

Es la más común de las complicaciones de la vacunación por BCG. Se caracteriza por una Linfadenitis supurativa o no, con fluctuación, eritema y edema suprayacente, que puede fistulizarse y cicatrizar posteriormente. Posee pobre respuesta al tratamiento médico.

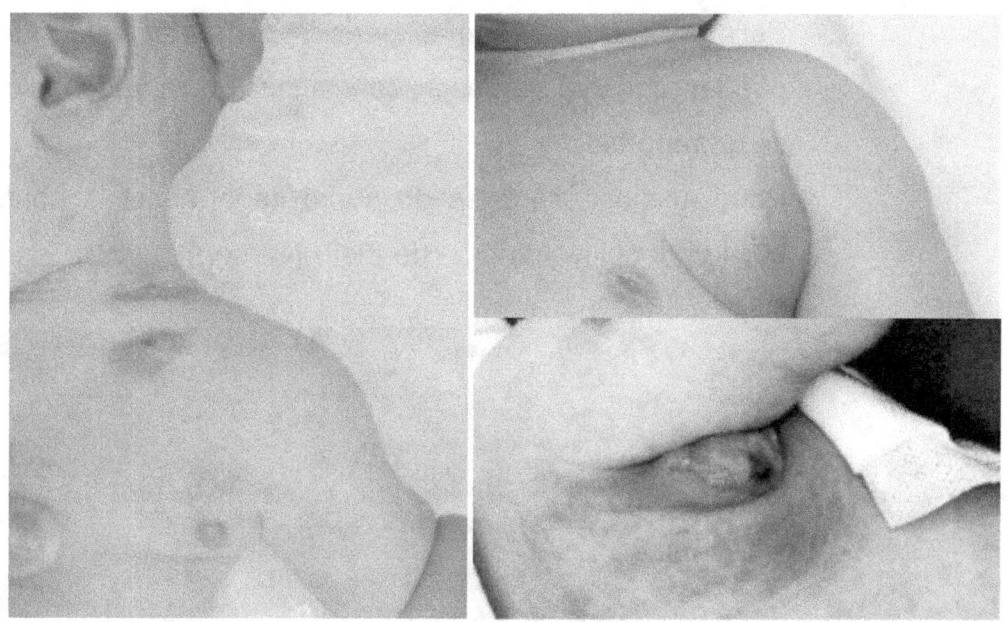

Linfoadenitis regional por BCG: supurada y no supurada

Puede ser tratada con aspiración por aguja cuando hay fluctuación, para acelerar la curación y prevenir la perforación espontánea y la formación de fístulas. La exéresis quirúrgica se utiliza solo cuando falla la punción y aspiración, lo cual no es frecuente

Generalmente aparece a los 2 meses después de la vacunación con BCG y la inflamación de los nódulos linfáticos oscila entre los 15-30 mm de diámetro

8.3 - REACCIONES MENOS FRECUENTES:

a) OSTEÍTIS POST-BCG:

Se caracteriza por la presencia de lesiones granulomatosas osteolíticas, localizadas de forma común en región paraesternal, huesos largos de los miembros superiores e inferiores.

Es más frecuentes en el periodo de lactante (±11 meses) pero pueden observarse hasta los 2 años. En re-vacunaciones también se ha reportado.

Para su diagnóstico es de suma importancia la confirmación del bacilo por cultivo (tinción de Zielh-Nielsen)

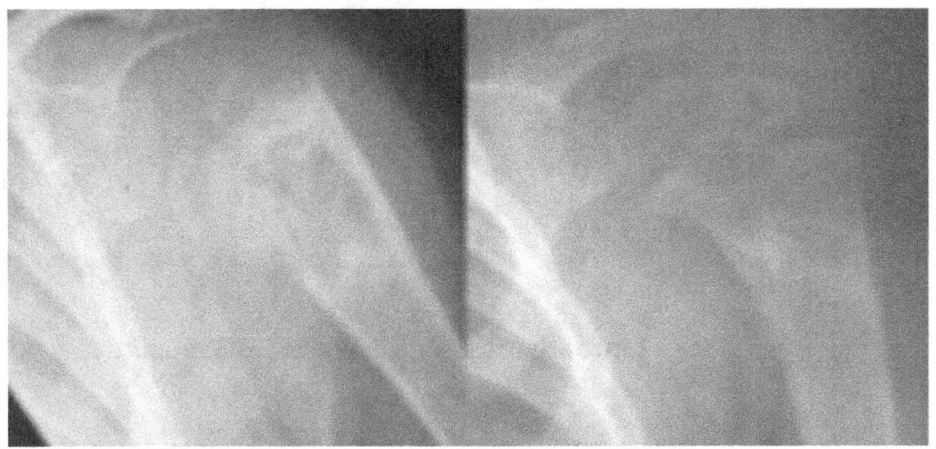

Infección a distancia de la BCG: Osteítis del húmero

b) INFECCIÓN DISEMINADA POST-BCG:

Esta complicación se ve asociada generalmente a un trastorno hereditario autosómico recesivo T, que predispone a infecciones por gérmenes poco virulentos, aunque también se ha reportado asociada a otras inmunodeficiencias celulares severas.

Se caracteriza por fiebre prolongada, hepato-esplenomegalia, adenopatías, anemia, lesiones de piel, fallo de crecimiento, lesiones óseas, etc. Su pronóstico es reservado, y posee una alta mortalidad

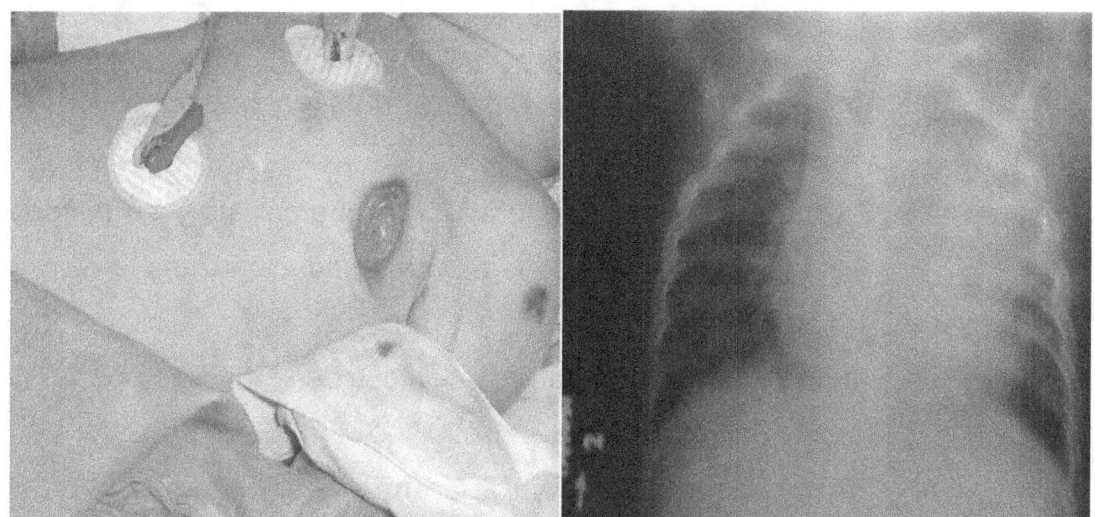

Infección diseminada post-BCG: presencia de lesiones de piel, hepatoesplenomegalia, anemia, derrame pericárdico y adenopatías mediastinales e intra-abdominales.

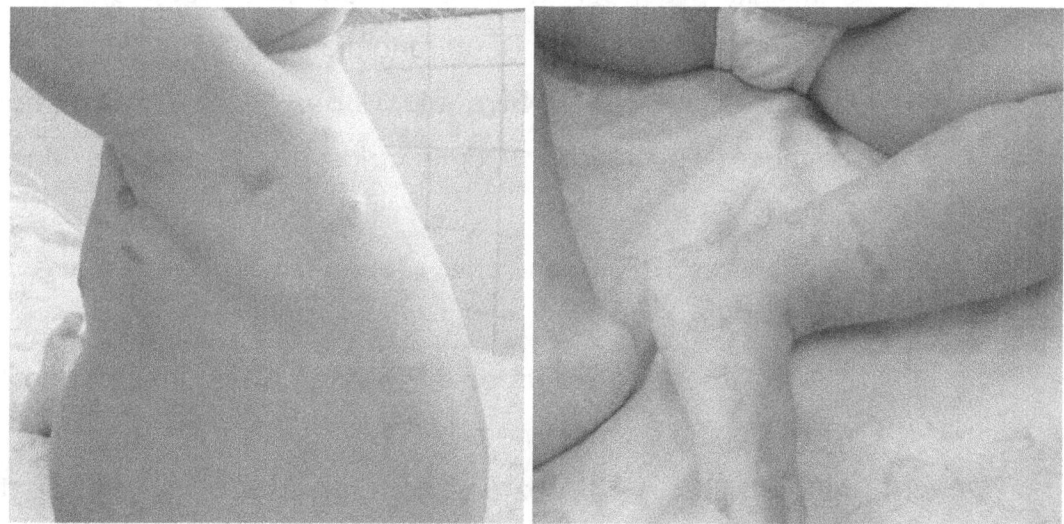

Infección diseminada post-BCG: Obsérvese diversas adenopatías axilares (supuradas y otras no supuradas), presentaba hepatoesplenomegalia y vasculitis en los miembros inferiores.

REFERENCIAS BIBLIOGRÁFICAS:

1. **Lozano José A**. Tuberculosis, patogenia, diagnóstico y tratamiento. OFFARM, 2002;21(8).

2. **Báguena Cervellera María J**. La tuberculosis y su historia. (Colección Histórica de Ciencias de la Salud). Fundación Uriach. ISBN 84-87452-12-4; págs: 62-63.

3. **Alsina, José** Los orígenes helénicos de la medicina occidental. Editorial Labor (Barcelona). 1982. ISBN 84-335-0265-4.

4. **Zink A, Sola C, Reischl U, Grabner W, Rastogi N, Wolf H, Nerlich A**. Characterization of Mycobacterium tuberculosis complex DNAs from Egyptian mummies by spoligotyping. J Clin Microbiol, 2003,41:359-67.

5. **Rosemberg, J.** Aspectos históricos, realidades, seu romantismo e transculturaçao. Bol PneumologíaSanitária. 1999;7:5-29.

6. **La Santa Biblia.** Libro: Deuteronomio. Cap. 28.

7. **García Gual C, Lara Nava MD, López Férez JA, Cabellos Álvarez B.** Tratados Hipocráticos. [Comentarios de los autores] Madrid, (España) Editorial Gredos, 1983.

8. **Vaccarezza, RF**. Sobre arte y tuberculosis. Buenos Aires. Ed; Troquel, (1981).

9. **South America: Prehistoric Findings**. Memorias do Instituto Oswaldo Cruz, Vol. 98 (Supl.I) Enero 2003.

10. **Allison MJ y Gerszten E:** Paleopathology in South American mummies.Richmond, University of Virginia, 1982.

11. **L.J. Moorman**. The history of tuberculosis. Respiratory Medicine, Volumen 100, pags. 1862-1870.

12. **Reverte Coma, José M.** Toque de reyes. La escrófula. Editorial Madrid, España. 1997.

13. **Keers R.Y.** Pulmonary Tuberculosis, A Journey down the Centuries. Bailliere& Tindall, Londres. 1978.

14. **González Montaner J. L**. Tuberculosis. Madrid. 2002.

15. De Contagionis et Contagiosis Morbus (1546).

16. Opera Médica, Francisco de la Boë (Sylvius)

17. **García Rodríguez JA, Picazo JJ.** Microbiología médica. Mosby/Doyma Libros SA. Madrid. 1996.

18. **Auenbrugger Leopold.** Inventum Novum ex Percusione Thoracis Humani, ut Signo Abstrusos Interni Pectoris Morbos Detegendi (1761)

19. **T. Bateman**. Reports on the Diseases of London, 1779.

20. La tuberculosis en la época del romanticismo europeo Un recorrido literario Rev Inst Nal Enf Resp Mex 2000;13(1):63-64.

21. **Lawlor Clark.** "Transatlantic Consumptions: Disease, Fame and Literary Nationalism in the Davidson Sisters, Southey, and Poe". Studies in the Literary Imagination, (2003)..

22. **Sendrail, Marcel.** Historia cultural de la enfermedad. Madrid. Espasa Calpe. 1981.

23. **Walter, Georges**. Poe. 1995, Anaya & Mario Muchnick, Madrid, 1995. ISBN 84-7979-167-5

24. **González Ariza, Fernando**. Bécquer, el romántico. Madrid. Editorial: Nivola. Colección Sabelotodos 2007. ISBN 978-84-96751-11-8

25. **Némirovsky, Irène**. La vida de Chéjov. Noguer Ediciones. 1991 ISBN 978-84-279-0675-4

26. **Contijoch, Francesc Miralles** Franz Kafka. Océano Grupo Editorial, S.A. Barcelona.2000 ISBN 84-494-1811-9

27. **J. B. Bailliere.** Études sur la Tuberculose; Preuves Rationnelles et Expérimentales de sa Spécificité et Son Inoculabilité. Paris; 1868.

28. **Teophyle Hyacinthe Renee Laënnec**. Traité de l'Auscultación Mediate (1819)

29. **Koch R.** Die Aetiologie der Tuberkulose. Mittheilungen aus dem Kaiserlichen Gesundheitsamte; 1884; 2: 1-88.

30. **McKeown.** Los orígenes de las enfermedades humanas. Editorial Crítica (Barcelona), 1990. ISBN 84-7423-455-7.

31. **Oriol Anguera, J. A.** Historia de la tuberculosis. (Ensayos de fisiología colectiva). Salvat Editores, Barcelona. 1944.

32. **Izquierdo Laguna, Silvano**. Historia de la tuberculosis. Editorial Moderna (Bilbao). 1943.

33. **Waksman, Selman S**. La conquista de la tuberculosis. Editorial Hobbs-Sudamericana, Buenos Aires. 1968.

34. **Puerto Sarmiento, F.J.**. El mito de Panacea. Compendio de Historia de la Terapéutica y de la Farmacia. Madrid, Doce Calles. 1997. ISBN 84-89796-79-3.

35. **Varios** Testigos de la historia de la tuberculosis 1679-1970. Editorial Ciba. 1973.

36. **Raviglione MC, Snider DE, Kochi A**. Global epidemiology of tuberculosis. Morbidity and mortality of a worldwide epidemic. JAMA. 1995;273:220-6.

37. Rev. Nature 393, 537 - 544 (11 Jun 1998), doi: 10.1038/31159.

38. **Secuencia genética del Mycobacterium tuberculosis**. Disponible en: http://bioinformatica.uab.es/biocomputacio/treballs02-03/B_Rilova/Copia%20de%20proyectoBIO/SECUENCIACION/secuenciacion.htm. Bioinformática UAB]

39. **Enarson DA, Seita A, Fujiwara P**. Global elimination of tuberculosis: implementation, innovation, investigation. Int J Tuberc Lung Dis.2003; 7(Suppl 3): S328-32.

40. **Trelles Govín CM**. Bibliografía Científica Cubana. Matanzas: 1915.

41. **Despaigne DE, Colás AA**. Desarrollo y evolución de la lucha antituberculosis en Cuba. La Habana: 1940.

42. **Jacobsen J**. El problema de la tuberculosis en Cuba. La Habana: Imprenta Avisador Comercial, 1908.

43. **Beldarían Chaple E.** Apuntes para la historia de la lucha antituberculosa en Cuba. Rev Cubana Salud Pública 1998;24(2):97-105.

44. **Beldarían Chaple E.** Tuberculosis. Aportes a la bibliografía cubana hasta finales del Siglo XIX. ACIMED 1999;7(3):189-93.

45. **López Espinosa JA.** La primera revista médica cubana. Rev Cubana Salud Pub 1998;23(1):53-63.

46. **Batista Cebús JD.** Pensamiento y acción, 1933-1944. La Habana: Prensa Indoamericana, 1944.

47. **López Serrano E.** Prensa médica en Cuba. Publicaciones del siglo XIX. Rev Cub Adm Salud 1984;10(4):364-71.

48. **López Espinosa JA.** Revistas médicas cubanas del siglo XIX: El Observador Habanero. Rev Cubana Salud Pub 1998;23(2):106-9.

49. **López Sánchez J.** Prólogo. En: Torriente Brau. Zoe de la. Anales de la Academia de Ciencias Médicas, Físicas y Naturales de La Habana. Índice analítico (1864-1958). La Habana: Academia de Ciencias de Cuba, 1974;t1:III-XXIII.

50. **Selva León B.** Un año de lucha antituberculosa en Cuba, 1944-1945.La Habana:1946.

51. **Martindale.** The Extra Pharmacopoeia, 31 ed. London:Royal Pharmaceutical Society 1996:109-10.

52. **Ortega YR, Sterling ChR, Gilman RH, Cama VA, Díaz F.** *Cyclospora* species: a new protozoan pathogen of humans. N Engl J Med 1993;328:1308-12.

53. **Carnevale S, Velázquez JN, Lable JH, Chertcoff A, Cabrera MG, Rodríguez MJ.** Diagnosis of *Enterocytozoon bieneusi* microsporidiosis in a patient with AIDS. Clin Diagn Lab Immunol 2000;7:504-6.

54. **Conteas C, Donovan J, Berlin OG, Saverby TM, La Riviere M.** Comparison of fluorescence and standard light microscopy for diagnosis of microsporidia in stools of patients with acquired immunodeficiency virus and chronic diarrhoea. AIDS 1997;11:386-7.

55. **Ministerio de Salud Pública.** Programa Nacional para el Control de la tuberculosis. ECIMED. La Habana, Cuba,. 1999. (actualización 2003).

56. **Montoro E, Lemus D, Echemendía M, Valdivia JA, Llanes MJ.** Baja circulación de cepas Mycobacterium tuberculosis multidrogorresistentes en Cuba. Biotecnología aplicada. 2005;22(3):302-303.

57. **Collins CH, Grange JM, Yates MD.** Identification of species and variants of tubercle bacilli. En: Organization and practice in tuberculosis bacteriology. Londres, Boston: Butterworths and Co Ltd, 1985; 59-66.

58. **Dorronsoro I, Torroba L.** Microbiología de la tuberculosis. 2007;30(2). Disponible en: Anales@cfnavarra.es.

59. **Pfyffer GE, Brown-Elliott BA, Wallace RJ.** Mycobacterium: General characteristics, isolation, and staining procedures. En: Murray P.R., editor. Manual of Clinical Microbiology, 8th ed. American Society for Microbiology, Washington, DC: 2003;532-559.

60. **Vincent V, Brown-Elliott BA, Jost KC, Wallace RJ.** Mycobacterium: Phenotypic and Genotypic Identification. En: Murray P.R., editor. Manual of Clinical Microbiology, 8th ed. American Society for Microbiology, Washington, DC: 2003;560-583.

61. **Rothschild B, Martin L, Lev G, Bercovier H, Bar-Gal G, Greenblatt C, Donoghue H, Spigelman M, Brittain D**. *Mycobacterium tuberculosis complex DNA from an extinct bison dated 17,000 years before the present.* Clin Infect Dis, 2001;33: 305-11.

62. **Hare R.** The antiquity of diseases caused by bacteria and viruses. A review of the problem from a bacteriologist's point of view. In: Brothwell D, Sandison A T, eds. Diseases in antiquity. A survey of the diseases, injuries and surgery of early populations. Sprimgfield, IL: Charles C Thomas, 1967: 115-131.

63. **Haas F, Haas S S**. The origins of Mycobacterium tuberculosis and the notion of its contagiousness. In: Rom W N, Garay S M, eds. Tuberculosis. Boston, MA: Little, Brown and Co, 1996: pp 3-19.

64. **Brosch R, Gordon SV, Marmiesse M, Brodin P, Buchrieser C, Eiglmeier K et al**. A new evolutionary scenario for the Mycobacterium tuberculosis complex. Proc Natl Acad Sci 2002; 99: 3684-3689.

65. **Caminero Luna JA.** Guía de la tuberculosis para médicos especialistas. International Union Against Tuberculosis and Lung Disease (UICTER), editor. 1-390. 2003. Paris. 2003.

66. **Llop Hernández A, Vádez-Dapena V MM, Zuazo S JL.** Microbiología y parasitología médica. Tomo I, ed. ECIMED. Ciudad de La Habana, Cuba. 2001.

67. **Caminero Luna JA.** La vieja batalla entre la especie humana y el bacilo de Koch. ¿Es posible soñar con erradicar la tuberculosis?. An. Sist. Sanit. Navar. 2007; 30 (Supl. 2): 163-180.

68. **Clariana Vives A.** Tuberculosis pulmonar infantil. Ed. Juventud SA, Barcelona. España; 1era ed. 1958.

69. **Davies P DO.** Tuberculosis and migration. The Mitchell Lecture 1994. J Roy Coll Phys London 1995; 29: 113-118.

70. **Caminero JA.** Immigración y tuberculosis. (Revisión). Enf Emerg 2001;3: 70-76.

71. **Bifani PJ, Mathema B, Kurepina NE, Kreiswirth BN.** Global dissemination of the Mycobacterium tuberculosis W-Beijing family strains. Trends Microbiol 2002; 10: 45-52.

72. **Caminero JA, Pena MJ, Campos-Herrero MI, Rodríguez-Gallego JC, García I, Cabrera P et al.** Epidemiological evidence of the spread of a Mycobacterium tuberculosis strain of the Beijing genotype on Gran Canaria island. Am J Respir Crit Care Med 2001; 164: 1165-11670.

73. **Pena MJ, Caminero JA, Campos-Herrero MI, Rodríguez-Gallego JC, García-Laorden MI, Cabrera P et al.** Epidemiology of tuberculosis on Gran Canaria: a 4 year population study using traditional and molecular approaches. Thorax 2003; 58: 618-

74. **Stead WW, Bates JH.** Epidemiología y prevención de la tuberculosis. En: Fishman AP. Tratado de Neumología. Ediciones Doyma 1991 (ed. española) 1661-1675.

75. **Caminero JA, Medina MV, Rodríguez de Castro F, Cabrera P.** Tuberculosis y otras micobacteriosis. En: Caminero Luna JA, Fernández Fau L (editores). Manual de Neumología y Cirugía Torácica. SEPAR 1998: 1389-1419.

76. **Bracelli A.** Curso de tuberculosis. Uruguay, 2005.

77. **American Thoracic Society. Centers for Disease Control and Prevention.** Targeted tuberculin testing and treatment of latent tuberculosis infection. Am J Respir Crit Care Med 2000; 161: S221-S247.

78. **Clancy L.** Transmisibilidad de la tuberculosis. Bol Un Intern Tuberc Enf Respir 1990; 65: 77-78.

79. **Aziz MA, Wright A, Laszlo A, De Muynck A, Portaels F, Van Deun A et al.** WHO/International Union Against Tuberculosis And Lung Disease Global Proyect on Anti-tuberculosis Drug Resistance Surveillance. Epidemiology of antituberculosis drug resistance (the Global Proyect on Antituberculosis Drug Resistance Surveillace: an update analysis. Lancet 2006; 368: 2142-2154.

80. **Organización Mundial de la Salud.** Tuberculosis. Fact sheet n° 104; revised March 2007. Disponible en: http://www.who.int/mediacentre

81. **Jasso GL.** Infecciones congénitas poco habituales de transmisión vertical. Bol Med Hosp Infant Mex. 2006; 63: 55-63.

82. **EuroTB and the national coordinators for tuberculosis surveillance in the WHO European Region.** Surveillance of tuberculosis in Europe. Report in tuberculosis cases notified in 2005. Institut de veille sanitaire. Saint-Maurice. France. March 2007.

83. **Domínguez Del Valle FJ., Fernández B, Pérez De las Casas M., Marín B, Bermejo C.** Clínica y radiología de la tuberculosis torácica. An. Sist. Sanit. Navar. 2007; 30 (Supl. 2): 33-48.

84. **Hopewell PC:** Tuberculosis and other mycobacterial diseases. En: Murray and Nadel´s Textbook of Respiratory Medicine. 4th Ed, 2005 pp: 979-1043.

85. **Van Rie A, Warren R, Richardson M, Victor TC, Gie RP, Enarson Da et al**. Exogenous reinfection as a cause of recurrent tuberculosis after curative treatment. N Engl J Med 1999; 341: 1174-1179.

86. **Caminero JA, Peno MI, Campos-Herrero MI, Rodríguez JC, Afonso O, Martin C et al.** Exogenous reinfection with tuberculosis on a European island with a moderate incidence of disease. Am J Respir Crit Care Med 2001; 163: 717-720.

87. **Jasmer R M, Nahid P, Hopewell P**. Latent tuberculosis infection. N Engl J Med 2002; 347: 1860-6.

88. **Pérez C. C**. Profilaxis antimicrobiana: Tuberculosis. Un tema siempre vigente. ¿Es necesaria, cuál y cuándo?

89. **Caminero JA**. ¿Es la quimioprofilaxis una buena estrategia para el control de la tuberculosis? Med Clin (Barc) 2001; 116: 223-229.

90. **Rieder HL**. Interventions for tuberculosis control and elimination. International Union Against Tuberculosis and Lung Disease, editor. 1-251. 2002. Paris.

91. **Colditz G A, Berkey C S, Mosteller F, et al**. The efficacy of bacillus Calmette-Guérin vaccination of newborns and infants in the prevention of tuberculosis: meta-analysis of the published literature. Pediatrics 1995; 96: 29-35.

92. **Hershfield E S**. Vacunación BCG: aplicaciones prácticas y teóricas. Bol Union Int Tuberc Enf Respir1991; 60 (Suppl): 29-31.

93. **D'Arcy H**. Resistencia bacteriana a la fagocitosis. Infec Inmunol 1972;5:803-10.

94. **Center of Disease Control**. Update on acquired immunodeficiency síndrome (AIDS). MMWR 1982;31:507-13.

95. **Peter R. Donald, Johan F. Schoeman**. Tuberculous Meningitis. N Engl J Med 2004; (351)17:1719-1721.

96. **Hoskyns W**. Pediatric tuberculosis. Postgrad Med J 2003; 79: 272-278.

97. **Grupo de trabajo tuberculosis infantil**. Protocolo de tratamiento de la tuberculosis infantil. An Esp Pediatr 1998; 48: 89-97.

98. **Heininger U**. Diagnosing tuberculosis. Arch Dis Child 2005; 90: 1104.

99. **Abreu Suárez G, González Váldes JÁ, Zamora Fuentes R, Pérez Brunet A, Llanes Cordero MJ**. Adenitis tuberculosa infantil em Cuba (1995 a 2005) Rev Cubana Pediatr 2006; 78 (2):17-21

100.**García Sánchez JL, Varona Rodríguez F, Pérez Cruz B, García Fernández S**. Primoinfección tuberculosa en el niño: un viejo peligro que nos vuelve a amenazar. Rev Electrónica Arch Méd Camagüey 2002; Suppl 2: Disponible en: www.cmw.sld.cu..

101. **Martínez Hernández G, Varona Rodríguez F, Álvarez Aguilera S**. Tuberculosis infantil: generalidades y clasificación. Revisión bibliográfica. Rev Electrónica Arch Méd Camaguey 1999: 3(1) Disponible en: www.cmw.sld.cu.

102. **Omerod P.** Tuberculosis in pregnancy and the puerperium. Thorax. 2001; 56: 494-9.

103. **Cantwell MF, Shehab ZM, Costello AM, Sands L, Green WF.** Congenital tuberculosis. N Engl J Med. 1994; 330:1051-4.

104. **Pillet P.** Congenital tuberculosis: Difficulties of early diagnosis. Arch Pediatr. 1999; 6: 635-9.

105. **Salazar Hernández AC, Martínez Ponce G, Luna Bauza ME.** Tuberculosis congénita. Bol Med Hosp Infant Mex. 2006;63:115-121.

106. **Hageman J, Shulman S, Schreiber M, Luck S, Yogev R**. Congenital tuberculosis: critical reappraisal of clinical findings and diagnostic procedures. Pediatrics. 1980; 6:980-4.

107. **Cortés A, Osorio MA, Bolívar G, López P, Palomino MF**. Tuberculosis congénita. Informe de un caso con autopsia. Colombia Med. 2000; 31: 185-8.

108. **Mazada MA, Evans EM, Starke JR, Correa AG**. Congenital tuberculosis presenting as sepsis syndrome: case report and review of the literature. Pediatr Infect Dis J. 2001; 20: 439-42.

109. **Pejham S, Altman R, Li KI, Muñoz JL.** Congenital tuberculosis with facial nerve palsy. Pediatr Infect Dis J. 2002; 21: 1085-6.

110. **Pillay T, Jeena PM**. A neonate with haemorrhagic ascities. Lancet. 1999; 354: 914.

111. **Marrero Figueroa A, Cué Brugueras M**. Tuberculosis: una revisión para médicos de la atención primaria. RESUMED, 1998;11(4):196-209

112. **Comisiones científicas de la unión internacional contra la tuberculosis y enfermedades respiratorias**. Tuberculosis en los niños. Normas para su diagnóstico, prevención y tratamiento. Bol Unión Int Tuberc 1991;66:65-71.

113. **American Thoracic Society.** Medical section of the American Lung association. Treatment of tuberculosis and tuberculosis infection in adults and children. Am J Respir Critical care Med 1994; 1359-74.

114. **Starke JR**. Diagnóstico de la tuberculosis en niños Pediatr Infect Dis J 2000;19:1095-6.

115. **Arnadottir T, Rieder HL, Trébucq A, Waaler HT.** Guidelines for conducting tuberculin skin test surveys in high prevalence countries. Tubercle and Lung Dissease 1996; 77 (Suppl):1-20.

116. **C C Leung, W W Yew, C M Tam, C K Chan, K C Chang, W S Law, S N Lee, M Y Wong and K F Au**. Tuberculin response in BCG vaccinated schoolchildren and the estimation of annual risk of infection in Hong Kong. Thorax 2005;60;124-129

117. **Pediatric Tuberculosis Collaborative Group.** Targeted Tuberculin Skin Testing and Treatment of Latent Tuberculosis Infection in Children and Adolescents. Pediatrics, 2004;114(4): 1175-1201

118. **Starke JR.** Tuberculosis: Una antigua enfermedad pero una nueva amenaza para la madre, el feto y el recién nacido. En: Clínicas de Perinatología. De. Mc Graw Hill. Interamericana 1997; vol (1):111-132.

119. **Rieder H.** Interventions for Tuberculosis Control and Elimination. IUATLD. 2002

120. **Farga V.** Tuberculosis. Santiago de Chile: Publicaciones Técnicas Mediterráneo Ltda.,1992:27-99.

121. **Marrero A, Carreras L, Santín M**. Programa de la tuberculosis en Cuba. Rev Cubana Med Gen Integr 1996;12(4):381-5.

122. **American Thoracic Society. Centers for Disease Control and Prevention**. Targeted tuberculin testing and treatment of latent tuberculosis infection. Am J Respir Crit Care Med 2000; 161: S221-S247.

123. **Goraya JS et al:** Bacille Calmette-Guerin lymphadenitis. Postgrad Med J 2002; 78(290): 327-9

124. **Goraya JS et al:** Treatment of Calmette-Guerin bacillus adenitis: a metaanalysis. Pediatr Infect Dis 2001; 20(6): 632-4

125. **Szczuka I:** Adverse event after BCG vaccination in Poland in the years 1994-1997. Pneumonol Alergol Pol 1999; 67(5-6): 208-16

126. **Turnbull FM et al:** National study of adverse reactions after vaccination with bacilli Calmette-Guerin. Clin Infect Dis 2002;34(4): 447-53

127. **Hesseling et al:** Consensus statement on the revised WHO recommendations for BCG vaccinationin HIV-infected infants. INT J TUBERC LUNG DIS 2008; 12(12):1376–1379

128. **FitzGerald MJ.** Management of adverse reactions to bacilli Calmette-Guérin vaccine. Clin Infectious Dis. 2000;31(Suppl 3):75-76.

129. **F. M. Turnbull, P. B. McIntyre, H. M. Achat, H. Wang, R. Stapledon, M. Gold, and M. A. Burgess.** National Study of Adverse Reactions after Vaccination with Bacille Calmette-Gue´rin. Clinical Infectious Diseases 2002; 34:447–53.

130. **D'Souza RM, Campbell-Lloyd S, Isaacs D, et al.** Adverse events following immunisation associated with the 1998 Australian Measles Control Campaign. Commun Dis Intell 2000; 24:27–33.